中国社科研究文库

CHINESE SOCIAL SCIENCE RESEARCH LIBRARY

# 海南自由贸易港全健康视角下
# 食品药品安全监管体系研究

主  编 | 马金辉

吉林大学出版社

·长春·

图书在版编目（CIP）数据

海南自由贸易港全健康视角下食品药品安全监管体系
研究 / 马金辉主编. -- 长春：吉林大学出版社，
2021.5
ISBN 978-7-5692-8386-0

Ⅰ. ①海… Ⅱ. ①马… Ⅲ. ①自由贸易区—食品卫生
—监管制度—海南②自由贸易区—药品管理—监管制度—
海南 Ⅳ. ①R155.5-62②R954-62

中国版本图书馆 CIP 数据核字(2021)第 108304 号

书　　名　海南自由贸易港全健康视角下食品药品安全监管体系研究
　　　　　　HAINAN ZIYOU MAOYIGANG QUANJIANKANG SHIJIAO XIA SHIPIN
　　　　　　YAOPIN ANQUAN JIANGUAN TIXI YANJIU
作　　者　马金辉　主编
策划编辑　李潇潇
责任编辑　赵雪君
责任校对　曲　楠
装帧设计　中联华文
出版发行　吉林大学出版社
社　　址　长春市人民大街 4059 号
邮政编码　130021
发行电话　0431　89580028/29/21
网　　址　http://www.jlup.com.cn
电子邮箱　jdcbs@jlu.edu.cn
印　　刷　三河市华东印刷有限公司
开　　本　710 毫米×1 000 毫米　1/16
印　　张　15.75
字　　数　210 千字
版　　次　2022 年 1 月　第 1 版
印　　次　2022 年 1 月　第 1 次
书　　号　ISBN 978-7-5692-8386-0
定　　价　95.00 元

# 编委会

主　　审：杨　俊

主　　编：马金辉　白文慧

副 主 编：崔连宁

编写人员：（以姓氏笔画为序）

　　　　　　马金辉　刘　伟　白文慧　朱　琪

　　　　　　李　超　张　茜　陈艳丽　崔连宁

　　　　　　董佳莉　韩环环

# 前　言

2018 年 4 月 13 日，在庆祝海南建省办经济特区 30 周年大会上，习近平总书记出席大会并发表重要讲话，宣布党中央决定支持海南全岛建设自由贸易试验区，支持海南逐步探索、稳步推进中国特色自由贸易港建设。

海南是我国最大的经济特区，地理位置独特，拥有全国最好的生态环境，同时又是相对独立的地理单元，具有成为全国改革开放试验田的独特优势。海南在我国改革开放和社会主义现代化建设大局中具有特殊地位和重要作用。

海南有着得天独厚的地缘和生态等条件。它是"21 世纪海上丝绸之路"的重要节点，也是中国连接南海各国的重要枢纽，是中国面向南海的窗口；它通航便利，又是相对独立的地理单元；它拥有全国最好的生态环境和旅游资源。同时，海南自贸港建设有着极强的辐射力和联动性，既具备贯彻创新、协调、绿色、开放、共享五大发展理念的载体，又具备人、动物、环境和谐共生的全健康治理基础。本书从筑牢自贸港食品药品这一防线作为研究主题，意在为打造全健康的自贸港建言献策。感谢白文慧律师及其团队对本书写作付出的巨大贡献；感谢杨俊校长对本书提出的宝贵建议和支持。

马金辉

2021 年 3 月

# 目 录
## CONTENTS

上篇 01

食品安全监管

# 第一章 食品安全综述

## 一、食品的法律概念

### （一）食品的定义

常言道："民以食为天。"关于"食品"的定义，在法律层面，《食品安全法》中规定：食品，指各种供人食用或者饮用的成品和原料以及按照传统既是食品又是中药材的物品，但是不包括以治疗为目的的物品。[①] 在我国国家标准层面，在 GB 15091 – 95《中华人民共和国国家标准 食品工业基本术语》中食品的定义为：可供人类食用或饮用的物资，包括加工食品、半成品和未加工食品，不包括烟草或只作药品用的物资。

### （二）食品的分类

《食品安全法》在 2015 年修订中首次提出"特殊食品"的概念，其以列举的方式指出三类特殊食品：保健食品、特殊医学用途配方食品和婴幼儿配方食品。同时根据《食品生产许可管理办法》的规定，市场监督管理部门按照食品的风险程度，结合食品原料、生产工艺等因素，对食品生产

---

① 《中华人民共和国食品安全法（2018 修订）》第 150 条第 1 款。

实施分类许可。① 由此，可将我国食品的类别划分为两大类：普通食品与特殊食品。其中，普通食品的种类按照食品生产许可证 SC 种类来看，分为二十八类，特殊食品如上述可知为三类，具体类别如图 1-1 所示。

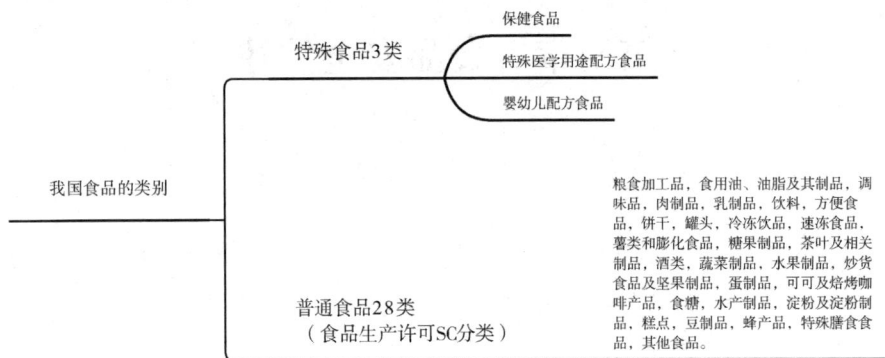

**图 1-1 我国食品的类别**

（三）食品安全标准

食品安全标准是食品生产经营者除法律、法规外，在从事生产经营活动中应当遵循的强制执行的标准。

我国食品安全标准可分为三类：国家标准、地方标准和企业标准。其中国家标准（以下简称"国标"或者"GB"），由国务院卫生行政部门会同国务院市场监督管理部门制定、公布。地方标准是针对没有建立国家标准的地方特色食品，由省、自治区、直辖市人民政府卫生行政部门制定并公布食品安全地方标准后报国务院卫生行政部门备案。企业标准是国家鼓励食品生产企业制定严于国标和地方标准的标准，在本企业适用，并报省、自治区、直辖市人民政府卫生行政部门备案。需要注意的是，保健食品、特殊医学用途配方食品、婴幼儿配方食品等特殊食品不属于地方特色

---

① 《中华人民共和国食品安全法（2018 修订）》第 74 条。

食品，不得对其制定食品安全地方标准。①

国家卫生健康委员会食品安全标准与监测评估司曾发布了截至 2019 年 8 月的食品安全国家标准目录共 1263 项，且新的食品安全标准计划还在陆续出台。从食品安全国家标准目录中我们可以了解到，食品安全国家标准可以大致分为：通用标准、食品产品标准、特殊膳食食品标准、食品添加剂质量规格及相关标准、食品营养强化剂质量规格标准、食品相关产品标准、生产经营规范标准、理化检验方法标准、微生物检验方法标准、毒理学检验方法及规程标准、兽药残留检测方法标准、农药残留检测方法标准等。

## 二、食品安全的概念

### （一）食品安全的定义

食以安为先，食品安全关乎人民的切身利益。《食品安全法》中对"食品安全"的定义为：食品无毒、无害，符合应当有的营养要求，对人体健康不造成任何急性、亚急性或者慢性危害。②

其定义中的"营养要求"，规定在各类食品的国家标准和针对普通食品的省、自治区、直辖市人民政府卫生行政部门制定的地方标准之中。而特殊食品的标准，根据《食品安全法》的规定，特殊食品不属于地方特色食品，因此仅适用国家标准，不得制定特殊食品地方标准。③ 另外《食品安全法》要求，生产经营的食品中不得添加药品，但是可以添加按照传统

① 2019 年 3 月 26 日国务院第 42 次常务会议修订《食品安全法实施条例》第 12 条。
② 《中华人民共和国食品安全法（2018 修订）》第 150 条第 2 款。
③ 《中华人民共和国食品安全法（2018 修订）》第 12 条。

既是食品又是中药材的物质。①

### (二) 不安全食品的界定

在对不安全食品进行停止生产经营、召回和处置的部门规章中，2015年9月1日国家食品药品监督管理总局出台的《食品召回管理办法》有关于"不安全食品"的定义：是指食品安全法律法规规定禁止生产经营的食品以及其他有证据证明可能危害人体健康的食品。②

其定义中的"禁止生产经营的食品"，在《食品安全法》中有对禁止生产经营的食品、食品添加剂和食品相关产品等十三类进行列举，见表1-1。③

表1-1　我国禁止生产经营的食品、食品添加剂和食品相关产品

| 序号 | 类　别 |
|------|--------|
| 1 | 用非食品原料生产的食品或者添加食品添加剂以外的化学物质和其他可能危害人体健康物质的食品，或者用回收食品作为原料生产的食品 |
| 2 | 致病性微生物，农药残留、兽药残留、生物毒素、重金属等污染物质以及其他危害人体健康的物质含量超过食品安全标准限量的食品、食品添加剂、食品相关产品 |
| 3 | 用超过保质期的食品原料、食品添加剂生产的食品、食品添加剂 |
| 4 | 超范围、超限量使用食品添加剂的食品 |
| 5 | 营养成分不符合食品安全标准的专供婴幼儿和其他特定人群的主辅食品 |

---

① 《中华人民共和国食品安全法（2018 修订）》第 38 条。
② 2015 年 9 月 1 日国家食品药品监督管理总局出台的《食品召回管理办法》第 2 条。
③ 《中华人民共和国食品安全法（2018 修订）》第 34 条。

| 序号 | 类　别 |
|---|---|
| 6 | 腐败变质、油脂酸败、霉变生虫、污秽不洁、混有异物、掺假掺杂或者感官性状异常的食品、食品添加剂 |
| 7 | 病死、毒死或者死因不明的禽、畜、兽、水产动物肉类及其制品 |
| 8 | 未按规定进行检疫或者检疫不合格的肉类，或者未经检验或者检验不合格的肉类制品 |
| 9 | 被包装材料、容器、运输工具等污染的食品、食品添加剂 |
| 10 | 标注虚假生产日期、保质期或者超过保质期的食品、食品添加剂 |
| 11 | 无标签的预包装食品、食品添加剂 |
| 12 | 国家为防病等特殊需要明令禁止生产经营的食品 |
| 13 | 其他不符合法律、法规或者食品安全标准的食品、食品添加剂、食品相关产品 |

## （三）食品安全风险监测和评估

为保障食品安全，我国建立食品安全风险监测制度和食品安全风险评估制度。两制度对比如表 1-2 所示。

表 1-2　食品安全风险监测制度和食品安全风险评估制度的比较①

| 项　目 | 食品安全风险监测制度 | 食品安全风险评估制度 |
|---|---|---|
| 概　念 | 对食源性疾病、食品污染以及食品中的有害因素进行监测 | 运用科学方法，根据食品安全风险监测信息、科学数据以及有关信息，对食品、食品添加剂、食品相关产品中生物性、化学性和物理性危害因素进行风险评估 |
| 制订计划、实施主体 | 国务院卫生行政部门会同国务院食品安全监督管理等部门 | 国务院卫生行政部门 |

---

① 《中华人民共和国食品安全法（2018 修订）》第二章。

| 项　目 | 食品安全风险监测制度 | 食品安全风险评估制度 |
|---|---|---|
| 制度实施前提 | 国务院食品安全监督管理部门和其他有关部门获知有关食品安全风险信息；有关部门向国务院卫生行政部门通报食品安全风险信息以及医疗机构报告的食源性疾病等有关疾病信息 | （一）通过食品安全风险监测或者接到举报发现食品、食品添加剂、食品相关产品可能存在安全隐患的；<br>（二）为制定或者修订食品安全国家标准提供科学依据需要进行风险评估的；<br>（三）为确定监督管理的重点领域、重点品种需要进行风险评估的；<br>（四）发现新的可能危害食品安全因素的；<br>（五）需要判断某一因素是否构成食品安全隐患的；<br>（六）国务院卫生行政部门认为需要进行风险评估的其他情形 |
| 结　果 | 食品安全风险监测结果表明可能存在食品安全隐患的，县级以上人民政府卫生行政部门应当及时将相关信息通报同级食品安全监督管理等部门，并报告本级人民政府和上级人民政府卫生行政部门。食品安全监督管理等部门应当组织开展进一步调查 | 食品安全风险评估结果是制定、修订食品安全标准和实施食品安全监督管理的科学依据 |

### 三、食品安全法律责任

食品安全法律责任是指因违反我国食品管理法律法规所应承担的法律责任，其法律责任的主体覆盖食品流通的整个链条，包括食品生产企业、食品经营企业、医疗机构、食品运输者、食品仓储者、食品检测机构、食品临床试验机构等。法律责任人员包括法定代表人、主要负责人、直接负责的主管人员和其他责任人员。

食品安全法律责任根据所违反的法律法规性质和社会危害程度的不同，划分为行政法律责任、民事法律责任和刑事法律责任。

（一）行政法律责任

行政法律责任是由于行政法主体（包括行政管理主体和行政管理相对人）侵犯行政法权利或者违反行政法义务而引起的、由国家行政机关或者人民法院认定并归结于行政法律关系的有责主体的、带有直接强制性的义务。① 在食品安全领域，行政法律责任以其行为目的的惩戒性、行为违法的确定性，以及适用主体的行政特性，成为承担食品安全法律责任中最为常见的类别。

对行政处罚有管辖权的部门是违法行为发生地的县级、设区的市级市场监督管理部门。② 行政处罚在实体法律依据上，主要是全国人大常委会通过的《食品安全法》、国务院颁布的行政法规〔如《中华人民共和国食品安全法实施条例》（以下简称"《食品安全法实施条例》"）〕、食品安全监管部门制定的部门规章〔如《食品经营许可管理办法》〕以及各类食品安全标准。其次是省、自治区、直辖市人民政府制定的食品安全条例，如《上海市食品安全条例》等食品安全地方性法规；在执法程序上，法律依据主要是《中华人民共和国行政处罚法》《中华人民共和国行政强制法》，其次是部门规章类如国家市场监督管理总局令第2号《市场监督管理行政处罚程序暂行规定》（以下简称"《行政处罚程序暂行规定》"），以及地方人民政府制定的行政处罚相关规定。在食品安全领域，行政处罚的种类包括警告、罚款、没收违法所得、没收非法财物、

---

① 张文显：《法学基本范畴研究》，中国政法大学出版社1993年版，第187页。
② 2018年12月21日国家市场监督管理总局令第2号《市场监督管理行政处罚程序暂行规定》第6条、第7条。

责令停产停业、暂扣或吊销许可证、暂扣或吊销执照以及法律法规规定的其他行政处罚方式等。

市场监督管理部门做出的行政处罚决定的相关信息，根据《行政处罚程序暂行规定》应当向社会公示。① 上述可知，行政处罚由区、县级市场监督管理局做出，其行政处罚决定文书一般于区、县级人民政府及市场监督管理局网站上公开发布。值得关注的是，国家市场监督管理总局于 2020 年 1月 9 日开通了"行政处罚文书网"（网址：http：//cfws. samr. gov. cn/），通过该网站为社会公众提供便捷的市场监管行政处罚文书检索查询服务，开启了"互联网＋政务服务""互联网＋市场监管"的新模式。② 该网站收录了全国各个省、市、区县市场监督管理局针对不同行业不同类别的行政处罚文书，包括市场准入方面、食品类、广告类、产品质量类、知识产权类、药品类、价格类和计量类等。该网站正处于试运营阶段，目前收录了全国 2019 和 2020 年度的相关行政处罚文书。根据行政处罚的不同种类，我们统计出 2019 年食品安全领域各类行政处罚的频次，统计如图 1 – 2。

由图 1 – 2 可得，行政处罚的种类相对集中在警告、罚款、没收违法所得以及没收非法财物中，其中，罚款的适用频次最多，达到 10 424 次，其次是没收违法所得 5541 次。相比而言，责令停产停业、暂扣或吊销许可证、暂扣或吊销执照的情形甚少。

---

① 2018 年 12 月 21 日国家市场监督管理总局令第 2 号《市场监督管理行政处罚程序暂行规定》第 56 条。

② 国家市场监督管理总局：《中国市场监管行政处罚文书网今日开通》，载"国家市场监督管理局网"http：//www. samr. gov. cn/xw/zj/202001/t20200109_ 310374. html，最后访问日期 2020 年 6 月 1 日。

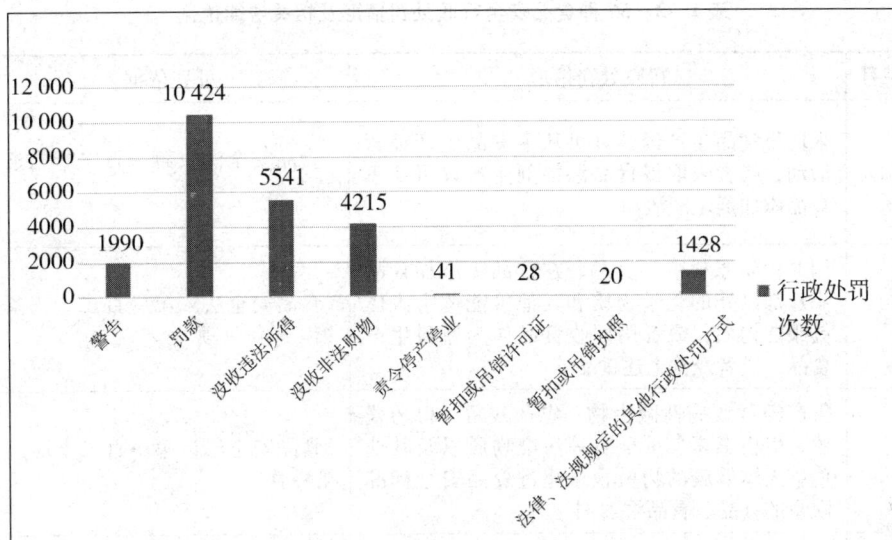

**图1－2 2019年食品安全领域各类行政处罚频次统计**

数据来源：国家市场监督管理局行政处罚文书网

　　了解了行政处罚种类，我们来看行政处罚的情形。食品安全领域的行政处罚情形多且繁杂，且不论食品安全领域行政法规、部门规章及地方性法规、规章中关于处罚的规定，仅在《食品安全法》中便涉及的56种食品安全行政处罚的情形，各情形中分布着各种行政处罚案由，从56中行政处罚情形即可反映出诸多种类的食品安全问题，其中可看出一些常见的食品安全种类，将其汇总，如表1－3所示。①

---

① 漠北：《〈食品安全法〉56种处罚案由及处罚依据汇总》，载"监管之声"微信公众号，https：//mp. weixin. qq. com/s/z56oimrdHFqo19xws5Ui7g，最后访问日期2020年6月1日。

表1-3 56种食品安全行政处罚情形及相关法律依据

| 序号 | 行政处罚情形 | 处罚依据 |
|---|---|---|
| 1 | 未取得食品生产经营许可从事食品生产经营活动，或者未取得食品添加剂生产许可从事食品添加剂生产活动 | 《食品安全法》第一百二十二条第一款 |
| 2 | 用非食品原料生产食品、在食品中添加食品添加剂以外的化学物质和其他可能危害人体健康的物质，或者用回收食品作为原料生产食品，或者经营上述食品 | 《食品安全法》第一百二十三条第一款第一项 |
| 3 | 生产经营致病性微生物，农药残留、兽药残留、生物毒素、重金属等污染物质以及其他危害人体健康的物质含量超过食品安全标准限量的食品、食品添加剂 | 《食品安全法》第一百二十四条第一款 |
| 4 | 生产经营营养成分不符合食品安全标准的专供婴幼儿和其他特定人群的主辅食品 | 《食品安全法》第一百二十三条第一款第二项 |
| 5 | 生产经营腐败变质、油脂酸败、霉变生虫、污秽不洁、混有异物、掺假掺杂或者感官性状异常的食品、食品添加剂 | 《食品安全法》第一百二十四条第一款第四项 |
| 6 | 经营病死、毒死或者死因不明的禽、畜、兽、水产动物肉类，或者生产经营其制品 | 《食品安全法》第一百二十三条第一款第三项 |
| 7 | 经营未按规定进行检疫或者检疫不合格的肉类，或者生产经营未经检验或者检验不合格的肉类制品 | 《食品安全法》第一百二十三条第一款第四项 |
| 8 | 生产经营标注虚假生产日期、保质期或者超过保质期的食品、食品添加剂 | 《食品安全法》第一百二十四条第一款第五项 |
| 9 | 生产经营国家为防病等特殊需要明令禁止生产经营的食品 | 《食品安全法》第一百二十三条第一款第五项 |
| 10 | 生产经营被包装材料、容器、运输工具等污染的食品、食品添加剂 | 《食品安全法》第一百二十五条第一款第一项 |
| 11 | 生产经营无标签的预包装食品、食品添加剂或者标签、说明书不符合本法规定的食品、食品添加剂 | 《食品安全法》一百二十五条第一款第二项 |

| 序号 | 行政处罚情形 | 处罚依据 |
|---|---|---|
| 12 | 食品生产经营者采购或者使用不符合食品安全标准的食品原料、食品添加剂、食品相关产品 | 《食品安全法》第一百二十五条第一款第四项 |
| 13 | 生产经营添加药品的食品 | 《食品安全法》第一百二十三条第一款第六项 |
| 14 | 生产经营用超过保质期的食品原料、食品添加剂生产的食品、食品添加剂 | 《食品安全法》第一百二十四条第一款第二项 |
| 15 | 生产经营超范围、超限量使用食品添加剂的食品 | 《食品安全法》第一百二十四条第一款第三项 |
| 16 | 生产经营未按规定注册的保健食品、特殊医学用途配方食品、婴幼儿配方乳粉，或者未按注册的产品配方、生产工艺等技术要求组织生产 | 《食品安全法》第一百二十四条第一款第六项 |
| 17 | 以分装方式生产婴幼儿配方乳粉，或者同一企业用同一配方生产不同品牌的婴幼儿配方乳粉 | 《食品安全法》第一百二十四条第一款第七项 |
| 18 | 利用新的食品原料生产食品，或者生产食品添加剂新品种，未通过安全性评估 | 《食品安全法》第一百二十四条第一款第八项 |
| 19 | 食品生产经营者在食品安全监督管理部门责令其召回或者停止经营后，仍拒不召回或者停止经营 | 《食品安全法》第一百二十四条第一款第九项 |
| 20 | 生产经营转基因食品未按规定进行标示 | 《食品安全法》第一百二十五条第一款第三项 |
| 21 | 食品、食品添加剂生产者未按规定对采购的食品原料和生产的食品、食品添加剂进行检验 | 《食品安全法》第五十二条 |
| 22 | 食品生产经营企业未按规定建立食品安全管理制度，或者未按规定配备或者培训、考核食品安全管理人员 | 《食品安全法》第一百二十六条第一款第二项 |

续表

| 序号 | 行政处罚情形 | 处罚依据 |
|---|---|---|
| 23 | 食品、食品添加剂生产经营者进货时未查验许可证和相关证明文件，或者未按规定建立并遵守进货查验记录、出厂检验记录和销售记录制度 | 《食品安全法》第一百二十六条第一款第三项；《食品安全法》第一百三十六条 |
| 24 | 食品生产经营企业未制定食品安全事故处置方案 | 《食品安全法》第一百二十六条第一款第四项 |
| 25 | 餐具、饮具和盛放直接入口食品的容器，使用前未经洗净、消毒或者清洗消毒不合格，或者餐饮服务设施、设备未按规定定期维护、清洗、校验 | 《食品安全法》第一百二十六条第一款第五项 |
| 26 | 食品生产经营者安排未取得健康证明或者患有国务院卫生行政部门规定的有碍食品安全疾病的人员从事接触直接入口食品的工作； | 《食品安全法》第一百二十六条第一款第六项 |
| 27 | 保健食品生产企业未按规定向食品安全监督管理部门备案，或者未按备案的产品配方、生产工艺等技术要求组织生产 | 《食品安全法》第八十二条第三款 |
| 28 | 婴幼儿配方食品生产企业未将食品原料、食品添加剂、产品配方、标签等向食品安全监督管理部门备案 | 《食品安全法》第一百二十六条 |
| 29 | 特殊食品生产企业未按规定建立生产质量管理体系并有效运行，或者未定期提交自查报告 | 《食品安全法》第一百二十六条第一款第十项 |
| 30 | 食品生产经营者未定期对食品安全状况进行检查评价，或者生产经营条件发生变化，未按规定处理 | 《食品安全法》第一百二十六条第一款第十一项 |
| 31 | 学校、托幼机构、养老机构、建筑工地等集中用餐单位未按规定履行食品安全管理责任 | 《食品安全法》第一百二十六条第一款第十二项 |
| 32 | 食品生产企业、餐饮服务提供者未按规定制定、实施生产经营过程控制要求 | 《食品安全法》第一百二十六条第一款第十三项 |

续表

| 序号 | 行政处罚情形 | 处罚依据 |
|------|------------|---------|
| 33 | 事故单位在发生食品安全事故后未进行处置、报告 | 《食品安全法》第一百二十八条 |
| 34 | 提供虚假材料，进口不符合我国食品安全国家标准的食品、食品添加剂、食品相关产品 | 《食品安全法》第一百二十九条第一款第一项 |
| 35 | 进口尚无食品安全国家标准的食品，未提交所执行的标准并经国务院卫生行政部门审查，或者进口利用新的食品原料生产的食品或者进口食品添加剂新品种、食品相关产品新品种，未通过安全性评估 | 《食品安全法》第一百二十九条第一款第二项 |
| 36 | 未遵守本法的规定出口食品 | 《食品安全法》第一百二十九条第一款第三项 |
| 37 | 进口商在有关主管部门责令其依照本法规定召回进口的食品后，仍拒不召回 | 《食品安全法》第一百二十九条第一款第四项 |
| 38 | 进口商未建立并遵守食品、食品添加剂进口和销售记录制度 | 《食品安全法》第一百二十九条第二款 |
| 39 | 进口商未建立并遵守境外出口商或者生产企业审核制度 | 《食品安全法》第一百二十九条第二款 |
| 40 | 集中交易市场的开办者、柜台出租者、展销会的举办者允许未依法取得许可的食品经营者进入市场销售食品，或者未履行检查、报告等义务 | 《食品安全法》第一百三十条 |
| 41 | 网络食品交易第三方平台提供者未对入网食品经营者进行实名登记、审查许可证，或者未履行报告、停止提供网络交易平台服务等义务 | 《食品安全法》第一百三十一条 |
| 42 | 食品生产经营者未按要求进行食品贮存、运输和装卸 | 《食品安全法》第一百三十二条 |

| 序号 | 行政处罚情形 | 处罚依据 |
|---|---|---|
| 43 | 食品经营者未按规定要求销售食品 | 《食品安全法》第一百二十六条第一款第七项 |
| 44 | 聘用法定的禁止从业人员从事管理工作 | 《食品安全法》第一百三十五条第三款 |
| 45 | 妨碍工作人员执行公务 | 《食品安全法》第一百三十三条 |
| 46 | 一年内受行政处罚达到三次（除责令停产停业、吊销许可证） | 《食品安全法》第一百三十四条 |
| 47 | 生产经营不符合法律、法规或者食品安全标准的食品、食品添加剂 | 《食品安全法》第一百二十四条第二款 |
| 48 | 生产食品相关产品新品种，未通过安全性评估，或者生产不符合食品安全标准的食品相关产品的 | 《食品安全法》第一百二十四条第三款 |
| 49 | 明知从事第一百二十二条第一款规定的违法行为，仍为其提供生产经营场所或者其他条件 | 《食品安全法》第一百二十二条第二款 |
| 50 | 明知从事第一百二十三条第一款规定的违法行为，仍为其提供生产经营场所或者其他条件 | 《食品安全法》第一百二十三条第二款 |
| 51 | 违法使用剧毒、高毒农药 | 《食品安全法》第一百二十三条第三款 |
| 52 | 餐具、饮具集中消毒服务单位违反本法规定用水，使用洗涤剂、消毒剂，或者出厂的餐具、饮具未按规定检验合格并随附消毒合格证明，或者未按规定在独立包装上标注相关内容的 | 《食品安全法》第一百二十六条第二款 |
| 53 | 食品相关产品生产者未按规定对生产的食品相关产品进行检验 | 《食品安全法》第一百二十六条第三款 |

续表

| 序号 | 行政处罚情形 | 处罚依据 |
|---|---|---|
| 54 | 食用农产品销售者未建立食用农产品进货查验记录制度，未如实记录食用农产品的名称、数量、进货日期以及供货者名称、地址、联系方式等内容，未保存相关凭证。记录和凭证保存期限少于六个月 | 《食品安全法》第一百二十六条第四款 |
| 55 | 食用农产品批发市场未配备检验设备和检验人员或者委托不符合本法规定的食品检验机构，对进入该批发市场销售的食用农产品进行抽样检验；发现不符合食品安全标准的，未要求销售者立即停止销售，并向食品安全监督管理部门报告 | 《食品安全法》第一百三十条第二款 |
| 56 | 在广告中对食品做虚假宣传，欺骗消费者，或者发布未取得批准文件、广告内容与批准文件不一致的保健食品广告 | 《食品安全法》第一百四十条第一、二、三、五款 |

## （二）民事法律责任

民事法律责任是自然人、法人等民事主体因违反合同，不履行其他民事义务，或者侵害国家的、集体的财产，侵害他人的人身、财产权利造成法律后果，依法应当承担的法律责任。食品生产者、经营者不论是个体工商户、有限责任公司还是股份有限公司，其具有权利能力和行为能力，以自己的名义独立从事经营活动，实施法律行为，有权依法独立享有民事权利和承担民事义务，因而能够依法独立承担民事责任。民事法律责任是因民事主体违反了如《中华人民共和国民法典》等民事法律规范所承担的责任，是以财产为主要内容的法律责任，其按照不同的分类方式有不同的类别：履行、返还与赔偿、按份与连带、财产与非财产、违约与侵权等。

民事法律责任覆盖生活的方方面面，调解、仲裁、诉讼作为三大民事纠纷解决机制，在解决食品安全领域民事纠纷上发挥着关键的作用。除涉及国家秘密、个人隐私等不宜公开的诉讼案件文书，大多数的诉讼案件判决书可

以在最高人民法院的中国裁判文书网（https：//wenshu. court. gov. cn）进行
查询。截至 2020 年 6 月 16 日，以《食品安全法》作为法律依据对 2009—
2020 年期间的民事判决书数量进行统计，案件数量见图 1 - 3。

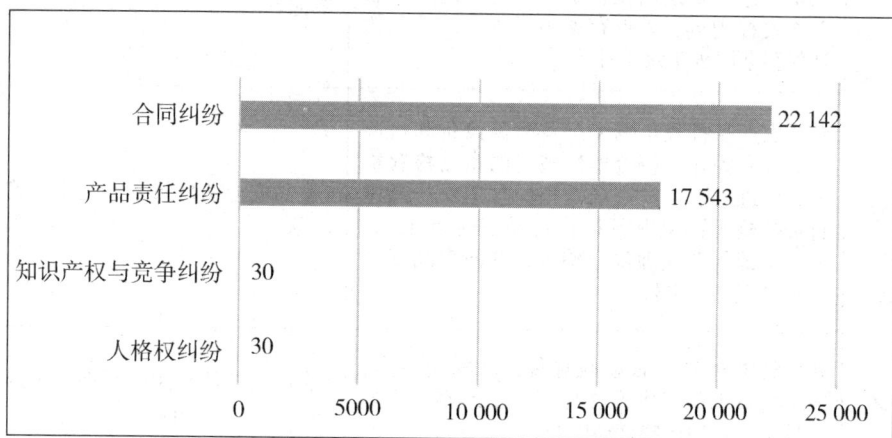

图 1 - 3　2009—2020 年食品安全主要案件类型判决书数量统计

首先从案由来看，2009 年至 2020 年食品安全主要案件类型为：人格
权纠纷、知识产权与竞争纠纷、产品责任纠纷和合同纠纷。在食品安全的
主要案件类型中，合同纠纷数量最多，次多的是侵权责任纠纷中的产品责
任纠纷。

从图 1 - 4 中每年度案件数量来看，2009 年至 2017 年的 9 年间，食品
安全民事案件的判决数量呈不断增长的趋势，而从 2017 到 2019 年的 3 年
呈显著下降的趋势。

其次，我们从某一案件类型来看，图 1 - 3 可知，食品安全领域合同
纠纷案件最为多见，合同纠纷下设不同类别合同的纠纷，其中买卖合同纠
纷和服务合同纠纷占大多数。因此我们将这两类纠纷按照其下一级案由统
计为图 1 - 5、图 1 - 6。

从适用《食品安全法》的现有判决来看，合同类纠纷中的买卖合同纠
纷数量最多，其下一级案由中主要包括四类具体的买卖合同纠纷——网络

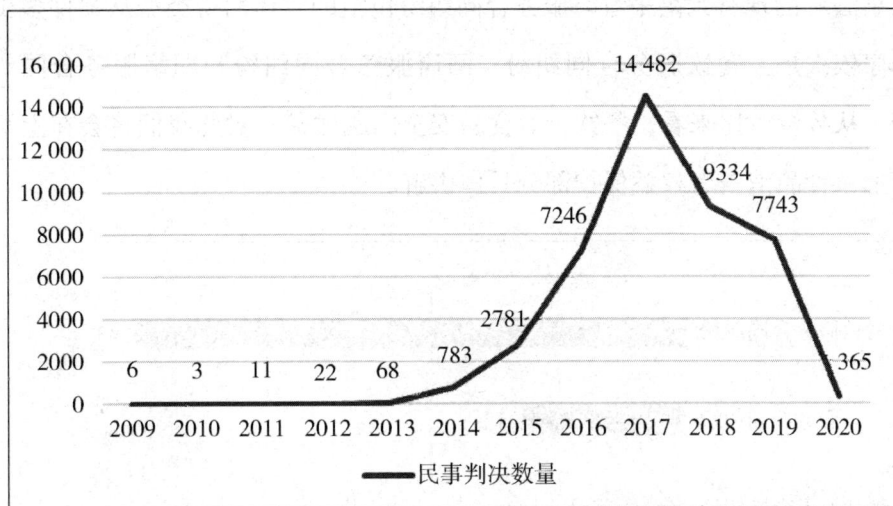

**图1-4 2009—2020年食品安全民事案件判决统计**

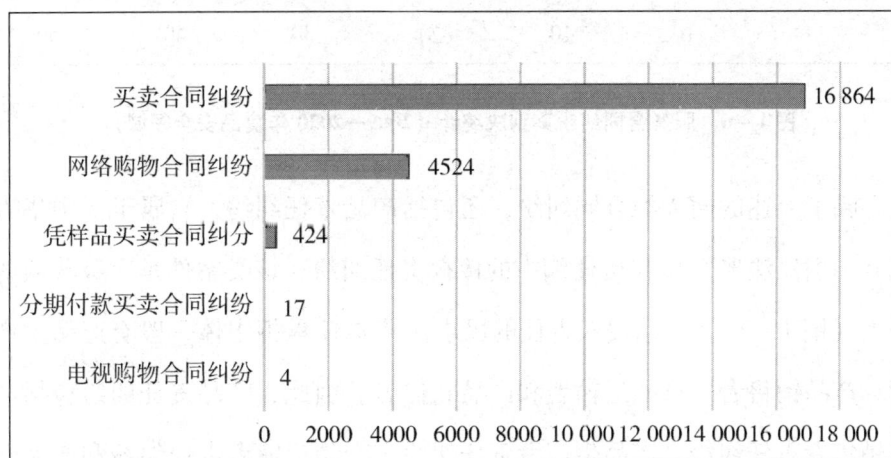

**图1-5 买卖合同纠纷案判决统计（2009—2020年食品安全领域）**

购物合同纠纷、凭样品买卖合同纠纷、分期付款买卖合同纠纷和电视购物合同纠纷，一般而言，不能归为某类具体的买卖合同纠纷的案件都适用于上一级的"买卖合同纠纷"案由。从图1-5可知，受互联网时代的影响，网络购物合同纠纷在食品安全领域判决数量最多。

合同类纠纷中，数量次多的是服务合同纠纷，从图1-6适用《食品安全法》的现有判决来看，服务合同纠纷包括的具体纠纷类型从案件多少排序依次是：餐饮服务合同纠纷、酒店服务合同纠纷和网络服务合同纠纷。从数量对比来看，餐饮行业食品安全问题尤甚，对此我们将会在上篇第七章食品消费者权益保护部分具体讲解。

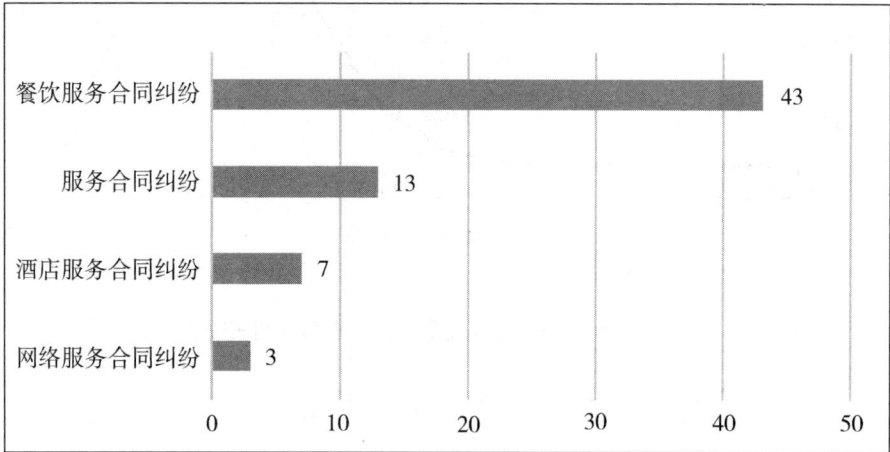

**图1-6 服务合同纠纷案判决统计（2009—2020 年食品安全领域）**

除了上述的两大类合同纠纷，还包括产品责任纠纷，它属于《中华人民共和国民法典》侵权责任编中的侵权责任纠纷，该类案件是次级普遍的一类（图1-7）。产品侵权责任的民事法律责任承担主体一般有产品生产者、产品销售者、产品运输者和产品仓储者。因此，产品责任纠纷包括产品销售者责任纠纷、产品生产者责任纠纷、产品运输者责任纠纷和产品仓储者纠纷。从现有判决来看，判决数量最多的是产品销售者责任纠纷，相比较而言，产品生产者责任和产品运输者责任纠纷数量都甚少。原本在食品行业中，销售者相对于生产者而言在空间上更广，在数量上更多，然而销售者纠纷是生产者纠纷数量的近70 倍，如此巨大的区别也能反映出销售者一方经营的风险之大。鉴于人格权案件数量较少，其情形也较为容易理解，在此不做分析。最后是知识产权与竞争纠纷案，该部分案件虽然不多，但知识产权如商标、专利等企业的无形资产近年来越来越多地被企业重视，而竞争纠纷多产生于知名企业。从目前现有判决的纠纷类型来看，该类案件主要包括仿冒纠纷、虚假宣传纠纷、商业贿赂不正当竞争纠纷以及知识产权合同纠纷（图1-8）。

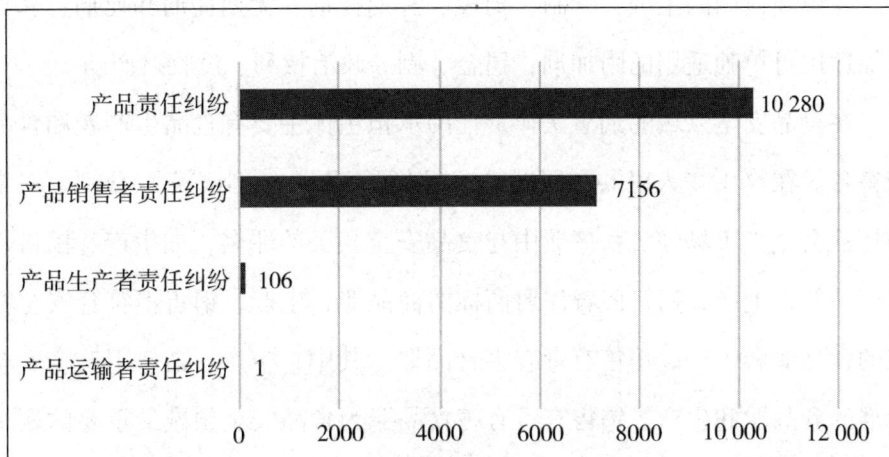

**图1-7 产品责任纠纷案判决统计（2009—2020 年食品安全领域）**

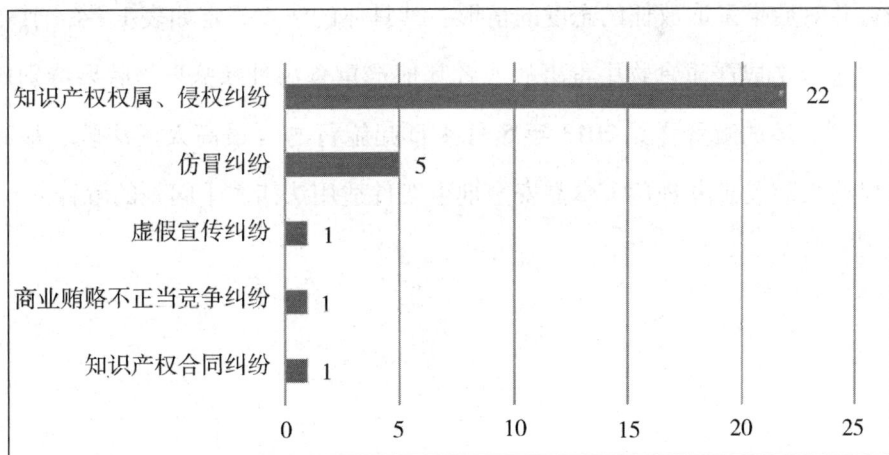

**图1-8 知识产权与竞争纠纷案判决统计（2009—2020 年食品安全领域）**

### （三）刑事法律责任

刑事法律责任是犯罪主体实施我国刑法禁止的行为后所必须承担是法律后果，行为人构成犯罪的，应当承担刑事责任，接受刑罚。刑罚的种类中，有单独适用的主刑：管制、拘役、有期徒刑、无期徒刑和死刑；和可附加适用可单独适用的附加刑：罚金、剥夺政治权利、没收财产。

在食品安全领域的刑事法律责任的承担主体主要有食品生产者和食品销售者。在《中华人民共和国刑法》（以下简称"《刑法》"）分则第三章破坏社会主义市场经济秩序罪中与食品安全相关的罪名，如生产、销售伪劣产品罪；生产、销售假冒注册商标的商品罪；生产、销售不符合安全标准的食品罪和生产、销售有毒有害食品罪。其中，生产、销售不符合安全标准的食品罪和生产、销售有毒有害食品罪为食品安全领域最重要的两个罪名，如上两罪名构成要件中主观方面均需要表现为故意，即行为人明知生产、销售的食品不符合卫生标准或者有毒有害食品而仍故意予以生产、销售并对后果采取放任的态度的情形。其具体的法律规定如表1－4。其中的"足以造成严重食物中毒事故或者其他严重食源性疾病""后果特别严重"等具体的解释详见2013年5月4日起施行的《最高人民法院、最高人民检察院关于办理危害食品安全刑事案件适用法律若干问题的解释》。

表1-4 食品安全领域主要罪名及法律规定

| 罪 名 | 法律规定 | 不同程度的具体情形 |
|---|---|---|
| 生产、销售不符合安全标准的食品罪 | 1. 生产、销售不符合食品安全标准的食品，足以造成严重食物中毒事故或者其他严重食源性疾病的，处三年以下有期徒刑或者拘役，并处罚金；<br><br>2. 对人体健康造成严重危害或者有其他严重情节的，处三年以上七年以下有期徒刑，并处罚金；后果特别严重的，处七年以上有期徒刑或者无期徒刑，并处罚金或者没收财产 | "足以造成严重食物中毒事故或者其他严重食源性疾病"是指：<br>（一）含有严重超出标准限量的致病性微生物、农药残留、兽药残留、重金属、污染物质以及其他危害人体健康的物质的；<br>（二）属于病死、死因不明或者检验检疫不合格的畜、禽、兽、水产动物及其肉类、肉类制品的；<br>（三）属于国家为防控疾病等特殊需要明令禁止生产、销售的；<br>（四）婴幼儿食品中生长发育所需营养成分严重不符合食品安全标准的；<br>（五）其他足以造成严重食物中毒事故或者严重食源性疾病的情形。<br>"对人体健康造成严重危害"是指：<br>（一）造成轻伤以上伤害的；<br>（二）造成轻度残疾或者中度残疾的；<br>（三）造成器官组织损伤导致一般功能障碍或者严重功能障碍的；<br>（四）造成十人以上严重食物中毒或者其他严重食源性疾病的；<br>（五）其他对人体健康造成严重危害的情形。<br>"其他严重情节"是指：（关键词：十万元）<br>（一）生产、销售金额二十万元以上的；<br>（二）生产、销售金额十万元以上不满二十万元，不符合食品安全标准的食品数量较大或者生产、销售持续时间较长的；<br>（三）生产、销售金额十万元以上不满二十万元，属于婴幼儿食品的；<br>（四）生产、销售金额十万元以上不满二十万元，一年内曾因危害食品安全违法犯罪活动受过行政处罚或者刑事处罚的；<br>"后果特别严重"是指：<br>（一）致人死亡或者重度残疾的；<br>（二）造成三人以上重伤、中度残疾或者器官组织损伤导致严重功能障碍的；<br>（三）造成十人以上轻伤、五人以上轻度残疾或者器官组织损伤导致一般功能障碍的；<br>（四）造成三十人以上严重食物中毒或者其他严重食源性疾病的 |

续表

| 罪　名 | 法律规定 | 不同程度的具体情形 |
| --- | --- | --- |
| 生产、销售有毒、有害食品罪 | 1. 在生产、销售的食品中掺入有毒、有害的非食品原料的，或者销售明知掺有有毒、有害的非食品原料的食品的，处五年以下有期徒刑，并处罚金；<br><br>2. 对人体健康造成严重危害或者有其他严重情节的，处五年以上十年以下有期徒刑，并处罚金；<br><br>3. 致人死亡或者有其他特别严重情节的，依照本法第一百四十一条（生产、销售假药罪，见下）的规定处罚 | "对人体健康造成严重危害"是指：<br>（一）造成轻伤以上伤害的；<br>（二）造成轻度残疾或者中度残疾的；<br>（三）造成器官组织损伤导致一般功能障碍或者严重功能障碍的；<br>（四）造成十人以上严重食物中毒或者其他严重食源性疾病的；<br>（五）其他对人体健康造成严重危害的情形。<br>"其他严重情节"是指：（关键词：十万元）<br>（一）生产、销售金额二十万元以上不满五十万元的；<br>（二）生产、销售金额十万元以上不满二十万元，有毒、有害食品的数量较大或者生产、销售持续时间较长的；<br>（三）生产、销售金额十万元以上不满二十万元，属于婴幼儿食品的；<br>（四）生产、销售金额十万元以上不满二十万元，一年内曾因危害食品安全违法犯罪活动受过行政处罚或者刑事处罚的；<br>（五）有毒、有害的非食品原料毒害性强或者含量高的；<br>（六）其他情节严重的情形。<br>"致人死亡或者有其他特别严重情节"是指：（关键词：五十万元）<br>（一）生产、销售金额五十万元以上；<br>（二）致人死亡或者重度残疾的；<br>（三）造成三人以上重伤、中度残疾或者器官组织损伤导致严重功能障碍的；<br>（四）造成十人以上轻伤、五人以上轻度残疾或者器官组织损伤导致一般功能障碍的；<br>（五）造成三十人以上严重食物中毒或者其他严重食源性疾病的；<br>（六）其他特别严重的后果 |

《刑法》第一百四十一条生产、销售假药罪

生产、销售假药的，处三年以下有期徒刑或者拘役，并处罚金；对人体健康造成严重危害或者有其他严重情节的，处三年以上十年以下有期徒刑，并处罚金；致人死亡或者有其他特别严重情节的，处十年以上有期徒刑、无期徒刑或者死刑，并处罚金或者没收财产。本条所称假药，是指依照《中华人民共和国药品管理法》的规定属于假药和按假药处理的药品、非药品经在中国裁判文书网查询的现有刑事判决分布在 2004 年至 2020 年，破坏社会主义市场经济秩序罪中涉及食品安全犯罪的罪名有：生产、销售伪劣产品罪，生产、销售不符合安全标准的食品罪，生产、销售有毒、有害食品罪和生产、销售不符合安全标准的产品罪。遂对涉如上四种罪名的判决加以统计，统计时间为 2020 年 6 月 16 日，2020 年度为不完全统计。

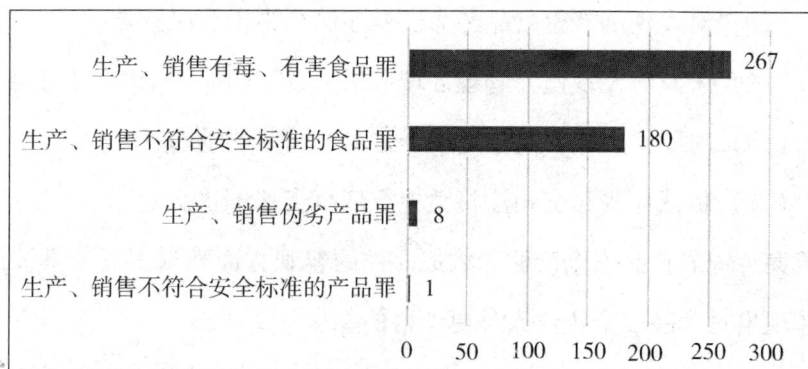

图 1-9 2014—2020 年食品安全相关犯罪的判决统计（以食品安全法为法律依据）

由图 1-9 可知，在现有判决中的四类罪名中，生产、销售有毒、有害食品罪最为多发，其次是生产销售不符合安全标准的食品罪。

最后，不仅是食品生产经营者，负有食品安全监督管理职责的国家机关工作人员，滥用职权或者玩忽职守，导致发生重大食品安全事故或者造成其他严重后果的，处五年以下有期徒刑或者拘役；造成特别严重后果的，处五年以上十年以下有期徒刑。徇私舞弊犯前款罪的，从重处罚。[①]这便是我国《刑法》中第四百零八条之一规定的食品监管渎职罪，属于"渎职罪"中的一个罪名。2020 年 7 月 3 日，《中华人民共和国刑法修正案（十一）（草案）》（以下简称"草案"）在中国人大网公布，并面向社会征

---

① 《中华人民共和国刑法》第 408 条之一。

求意见。草案的第二十八条将食品监管渎职罪进行了修订。

将刑法第四百零八条之一第一款修改为:"负有食品药品安全监督管理职责的国家机关工作人员,滥用职权或者玩忽职守,有下列情形之一的,处五年以下有期徒刑或者拘役;造成特别严重后果的,处五年以上十年以下有期徒刑:

"(一)瞒报、谎报、漏报食品药品安全事件,情节严重的;

"(二)对发现的严重食品药品安全违法行为未及时查处的;

"(三)未及时发现监督管理区域内重大食品药品安全隐患的;

"(四)对不符合条件的申请准予许可,情节严重的;

"(五)依法应当移交司法机关追究刑事责任不移交的。"

草案将构成食品安全渎职罪构成要件的客观方面列举出五个具体的情形,体现出对食品安全执法人员更严格的要求。

(四)食品消费者权益保护

食品消费者权益保护的方式基本可分为如下几种。

首先是社会救济,即向消费者协会投诉、举报。其次是行政救济,向市场监督管理局投诉、举报。最后是司法救济,例如向食品生产经营者主张民事赔偿或者严重的报告公安要求其承担刑事责任。

在食品安全民事责任消费者主张赔偿时,常见的如消费者要求损失赔偿之外的价款十倍的赔偿金,如《食品安全法》第九十六条第二款规定:"生产不符合食品安全标准的食品或者销售明知是不符合食品安全标准的食品,消费者除要求赔偿损失外,还可以向生产者或者销售者要求支付价款十倍的赔偿金。"或者损失三倍的赔偿金,如《食品安全法》第一百四十八条第二款:生产不符合食品安全标准的食品或者经营明知是不符合食品安全标准的食品,消费者除要求赔偿损失外,还可以向生产者或者经营者要求支付价款十倍或者损失三倍的赔偿金；增加赔偿的金额不足一千元的，为一千元。但是，食品的标签、说明书存在不影响食品安全且不会对消费者造成误导的瑕疵的除外。

关于食品经营者的免责事由，《食品安全法》第一百三十六条"食品经营者履行了本法规定的进货查验等义务，有充分证据证明其不知道所采购的食品不符合食品安全标准，并能如实说明其进货来源的，可以免予处罚，但应当依法没收其不符合食品安全标准的食品；造成人身、财产或者其他损害的，依法承担赔偿责任。"对于"进货查验义务"的具体标准，可以参考《上海市食品安全条例》第一百一十二条"食品经营者履行了《食品安全法》等法律、法规规定的进货查验等义务，并有下列证据证明其不知道所采购的食品不符合食品安全标准，且能如实说明其进货来源的，可以免予处罚，但应当依法没收其不符合食品安全标准的食品；造成人身、财产或者其他损害的，依法承担赔偿责任：

（一）进货渠道合法，提供的食品生产经营许可证、合格证明、销售票据等真实、有效；

（二）采购与收货记录、入库检查验收记录真实完整；

（三）储存、销售、出库复核、运输未违反有关规定且相关记录真实完整。"

另外，还可参考《中华人民共和国消费者权益保护法》第五十五条："经营者提供商品或者服务有欺诈行为的，应当按照消费者的要求增加赔偿其受到的损失，增加赔偿的金额为消费者购买商品的价款或者接受服务的费用的三倍；增加赔偿的金额不足五百元的，为五百元。法律另有规定的，依照其规定。经营者明知商品或者服务存在缺陷，仍然向消费者提供，造成消费者或者其他受害人死亡或者健康严重损害的，受害人有权要求经营者依照本法第四十九条、第五十一条等法律规定赔偿损失，并有权要求所受损失二倍以下的惩罚性赔偿。"以及其他相关法律等。

需要说明的是,不论是《消费者权益保护法》的三倍赔偿还是《食品安全法》的十倍赔偿,诉讼中二者不能同时适用,二者之间具有不同的适用原则,法律依据也有所不同。

# 第二章　食品安全法律与监督管理体系

## 一、我国食品安全法律体系

提到"法律体系"一词，除了中国政府承认或加入的相关国际条约，国内立法常常是根据《中华人民共和国立法法》，从法律效力级别的角度来看，效力从高到低依次是：根本法、基本法、普通法、行政法规、地方性法规和行政规章，其效力位阶关系如图2-1。

如图2-1所示，首先是最高效力的《宪法》，其次是全国人大或者全国人大常委会制定的法律，到国务院出台的行政法规，再到各部委发布的部门规章，以及与其有同等效力的省、自治区、直辖市人民政府地方性法规，接着是本行政区域内较大的市人民政府地方性法规和同等效力的省、自治区、直辖市人民政府规章，最后是较大的市政府规章。① 当同等效力的法律规范如地方性法规、规章之间规定不一致时，根据《中华人民共和国立法法》第86条的规定，由有关机关按照下列规定的权限作出裁决：

（一）同一机关制定的新的一般规定与旧的特别规定不一致时，由制

---

① 《中华人民共和国立法法》第78条、第79条、第80条。

定机关裁决。

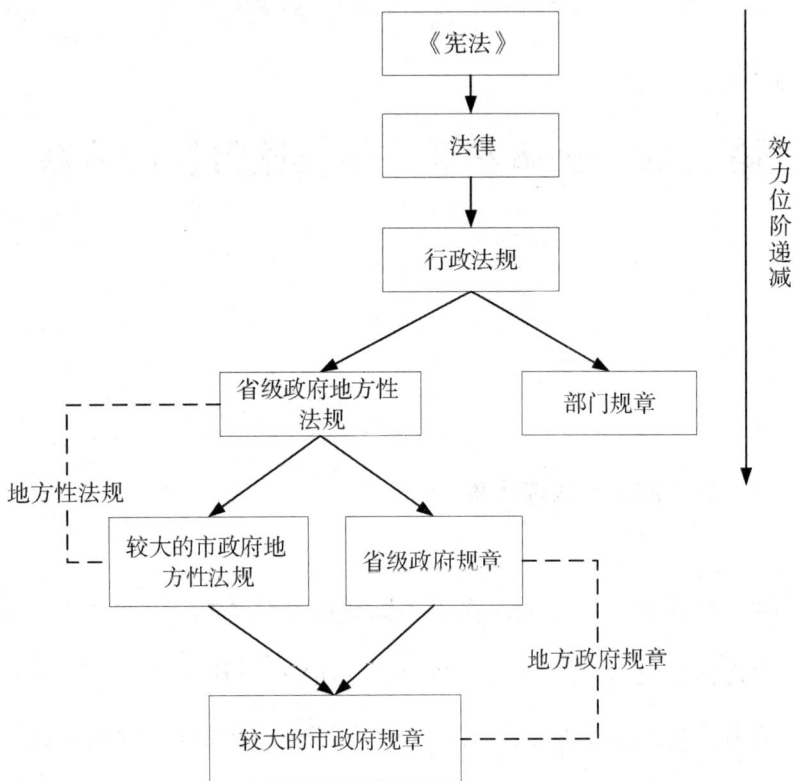

图 2 - 1　我国法律效力位阶关系

　　（二）地方性法规与部门规章之间对同一事项的规定不一致，不能确定如何适用时，由国务院提出意见，国务院认为应当适用地方性法规的，应当决定在该地方适用地方性法规的规定；认为应当适用部门规章的，应当提请全国人民代表大会常务委员会裁决。

　　（三）部门规章之间、部门规章与地方政府规章之间对同一事项的规定不一致时，由国务院裁决。根据授权制定的法规与法律规定不一致，不能确定如何适用时，由全国人民代表大会常务委员会裁决。①

　　① 《中华人民共和国立法法》第86条。

在了解我国法律体系、效力位阶问题后，食品作为一个专门的领域，为保障食品从生产源头到销售终端整个产业链的安全管理，国家针对食品领域在不同效力层级出台了大量的法律规范，其中，国务院及具有食品管理职责的国家部委所出台行政法规、部门规章的数量占食品领域全部法律规范的比例高达百分之八十。这意味着食品安全领域的行政监管难度大、问题细，也意味着食品生产、经营者需要有更强的合规能力来保障各环节合法合规。因此，我们将食品这一专门领域，按照如下方式划分：以生产经营的产业链流程划分为原则，结合生产经营中特殊领域、重要环节，例如食品召回、广告、进出口等。

综上，我们最终将食品领域法律体系大致划分为食品标准、生产、经营、特殊食品、标识标志、广告、互联网经营、召回、进出口、日常监管几个部分，如表 2－1。

表 2－1　食品法规体系（部分列举）

| 类　别 | 基础法律法规列举 |
| --- | --- |
| 食品生产 | 《食品生产许可管理办法》<br>《食品生产许可审查通则》<br>《食品添加剂生产监督管理规定》 |
| 食品经营 | 《食品经营许可管理办法》<br>《食品经营许可审查通则》 |
| 特殊食品——特医食品 | 《特殊医学用途配方食品注册管理办法》<br>《特殊医学用途配方食品生产许可审查细则》 |
| 特殊食品——保健食品 | 《保健食品管理办法》<br>《保健食品注册与备案管理办法》<br>《保健食品命名指南》<br>《保健食品产品技术要求规范》 |
| 特殊食品——婴幼儿配方食品 | 《婴幼儿配方乳粉产品配方注册管理办法》<br>《婴幼儿辅助食品生产许可审查细则》<br>《婴幼儿配方乳粉生产许可审查细则》 |

续表

| 类　别 | 基础法律法规列举 |
|---|---|
| 食品标识标准 | 《食品标识管理规定》<br>《绿色食品标志管理办法》<br>《绿色产品标识使用管理办法》 |
| 食品广告 | 《中华人民共和国广告法》<br>《药品、医疗器械、保健食品、特殊医学用途配方食品广告审查管理暂行办法》 |
| 互联网食品经营 | 《网络食品安全违法行为查处办法》 |
| 食品召回 | 《食品召回管理办法》 |
| 食品进出口 | 《进出口食品安全管理办法》<br>《出口食品生产企业备案管理规定》<br>《进出口食品添加剂检验检疫监督管理工作规范》 |
| 食品日常监管 | 《食品安全抽样检验管理办法》<br>《食品生产经营日常监督检查管理办法》<br>《食品安全风险评估管理规定（试行）》<br>《食品安全风险监测管理规定（试行）》 |

## 二、我国食品监督管理机构

2018 年 3 月 13 日，国务院机构改革方案提请十三届全国人大一次会议审议通过。改革后国务院正部级机构减少 8 个，副部级机构减少 7 个，除国务院办公厅外，国务院设置组成部门 26 个。① 从此不再保留食品安全领域的国家部委包括农业部、国家卫生和计划生育委员会、国务院深化医药卫生体制改革领导小组办公室、国家工商行政管理总局、国家质量监督检验检疫总局、国家食品药品监督管理总局。就国务院下设部门机构中涉及食药安全相关的部门、直属机构、部委管理的国家局作如图 2－2 归纳。

---

① 《（两会受权发布）国务院机构改革方案》，载"新华网"，http：//www. xinhuanet. com/politics/2018lh/2018－03/17/c_ 1122552185. htm，最后访问日期 2020 年 6 月 14 日。

农产品质量安全监管司
畜牧兽医局
农业机械化管理司
市场与信息化司
科技教育司
（农业转基因生物安全管理办公室）
种植业管理司
（农药管理司）
渔业渔政管理局
种业管理司
农田建设管理司

农业农村部

疾病预防控制局
医政医管局
基层卫生健康司
卫生应急办公室
药物政策与基本药物制度司
食品安全标准与监测评估司
老龄健康司
妇幼健康司
职业健康司
人口监测与家庭发展司
保健局

国家卫生健康委员会

组成部门

国家发展和改革委员会

食品安全协调司
食品安全抽检监测司
标准创新管理司
广告监督管理司
食品生产安全监督管理司
食品经营安全监督管理司
认可与检验监测监督管理司
价格监督检查和反不正当竞争局
（规范直销与打击传销办公室）
产品质量安全监督管理司
特殊食品安全监督管理司
标准技术管理司
中国食品药品检定研究院

国家市场监督管理总局

涉及食药安全的主要
国务院机构及其下设机关

国务院食品安全委员会

直属机构

卫生检疫司
动植物检疫司
进出口食品安全局

海关总署

医疗保障局

国家粮食和物资储备局（国家发展和改革委员会管理）
国家药品监督管理局（国家市场监督管理总局管理）　食品药品审核查验中心
国家中医药管理局（国家卫生健康委员会管理）
国家知识产权局（国家市场监督管理总局管理）

部委管理的国家局

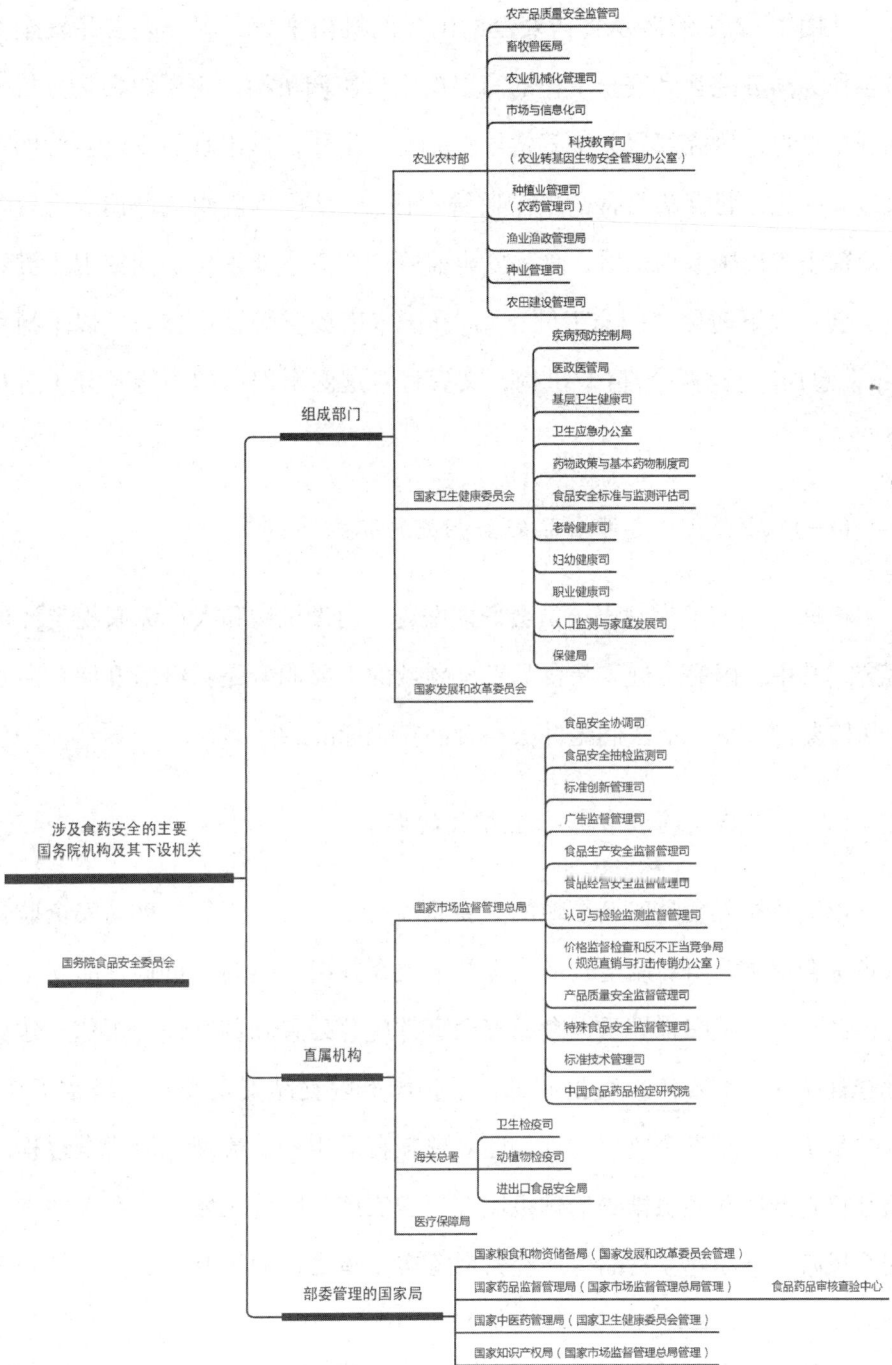

图2-2　涉及食药安全的国务院机构及其下设机关

从图 2 - 2 中的涉及食药安全的国务院机构来看，国务院食品安全委员会作为国务院食品安全工作的高层次议事协调机构，主要职责是分析食品安全形势，研究部署、统筹指导食品安全工作；提出食品安全监管的重大政策措施；督促落实食品安全监管责任。① 从国务院组成部门、直属机构及部委管理国家局来看，食品安全监管的职责主要聚焦在国家卫生健康委员会（以下简称"国家卫健委"）和国家市场监督管理总局（以下简称"市监总局"）这两个部门/机构，文后将对这两个部门的职能及分工进行介绍。

（一）国家卫健委涉食品安全相关的职能

根据《国家卫生健康委员会职能配置、内设机构和人员编制规定》的规定，其中，国家卫健委在食品安全领域的主要职责是：组织开展食品安全风险监测评估，依法制定并公布食品安全标准。②

（二）市监总局涉食品安全相关的职能

市监总局在食品安全领域的主要职能有二，其一是负责食品安全监督管理综合协调。组织制定食品安全重大政策并组织实施。负责食品安全应急体系建设，组织指导重大食品安全事件应急处置和调查处理工作。建立健全食品安全重要信息直报制度。承担国务院食品安全委员会日常工作。其二是负责食品安全监督管理。建立覆盖食品生产、流通、消费全过程的监督检查制度和隐患排查治理机制并组织实施，防范区域性、系统性食品安全风险。推动建立食品生产经营者落实主体责任的机制，健全食品安全

---

① 2010 年 2 月 6 日国务院国发〔2010〕6 号《国务院关于设立国务院食品安全委员会的通知》。

② 2018 年 9 月 11 日国家卫生健康委员会《国家卫生健康委员会职能配置、内设机构和人员编制规定》第 3 条第 5 项。

追溯体系。组织开展食品安全监督抽检、风险监测、核查处置和风险预警、风险交流工作。组织实施特殊食品注册、备案和监督管理。①

（三）卫健委与市监总局在食品安全领域的职责分工

从卫健委与市监总局的职能来看，根据《国家卫生健康委员会职能配置、内设机构和人员编制规定》的规定，卫健委负责食品安全风险评估工作，会同市监总局等部门制定、实施食品安全风险监测计划。卫健委对通过食品安全风险监测或者接到举报发现食品可能存在安全隐患的，应当立即组织进行检验和食品安全风险评估，并及时向市监总局等部门通报食品安全风险评估结果，对得出不安全结论的食品，市监总局等部门应当立即采取措施。市监总局等部门在监督管理工作中发现需要进行食品安全风险评估的，应当及时向卫健委提出建议。②

---

① 国家市场监督管理总局官网，"总局职责"，http：//www.samr.gov.cn/jg/#zjzz，最后访问日期 2020 年 6 月 15 日。
② 2018 年 9 月 11 日国家卫生健康委员会《国家卫生健康委员会职能配置、内设机构和人员编制规定》第 3 条第 14 项。

# 第三章  食品生产与经营监管

## 一、食品生产

根据《食品安全法》的规定，国家对食品生产实行许可制度，企业未取得食品生产许可，不得从事食品生产活动。从事食品生产活动，应当依法取得食品生产许可证。[①] 2014 年 10 月 23 日，国务院通过《关于取消和调整一批行政审批项目等事项的决定》（国发〔2014〕50 号），将食品生产许可改为后置审批，规定对食品经营者必须先照后证。如图 3 - 1 所示，在我国境内从事食品生产活动，应当先行取得有相关经营范围的营业执照以获取合法主体资格，之后依据《食品安全法》《食品安全法实施条例》《中华人民共和国行政许可法》《食品生产许可管理办法》的规定取得食品生产许可证。

原则上由县级以上地方市场监督管理部门负责本行政区域内的食品生产许可证的审批及监督管理工作，若涉及保健食品、特殊医学用途配方食品、婴幼儿配方食品、婴幼儿辅助食品、食盐等食品生产许可证的审批由

---

[①] 《中华人民共和国食品安全法（2018 版）》第 35 条。

省级市场监督管理部门负责。①

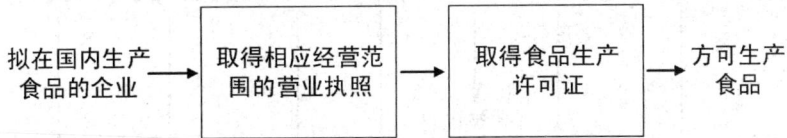

**图 3 – 1　拟成立食品生产企业资质办理程序**

另外，国家对食品添加剂生产实行许可制度，从事食品添加剂生产应当具有与所生产食品添加剂品种相适应的场所、生产设备或者设施、专业技术人员和管理制度，取得食品添加剂生产许可。食品添加剂生产许可由申请人所在地县级以上地方市场监督管理部门依法颁发食品生产许可证并标注食品添加剂。②

## （一）食品生产所需的资质

食品生产许可证是食品生产者必须拥有的资质，一企一证。食品生产许可证应当按照上篇第一节食品的分类部分中的 28 类 SC 食品类别提出，该证的有效期为 5 年。食品生产许可证应当载明：生产者名称、社会信用代码、法定代表人（负责人）、住所、生产地址、食品类别、许可证编号、有效期、发证机关、发证日期和二维码。副本还应当载明食品明细。生产保健食品、特殊医学用途配方食品、婴幼儿配方食品的，还应当载明产品或者产品配方的注册号或者备案登记号；接受委托生产保健食品的，还应当载明委托企业名称及住所等相关信息。需要说明的是，到 2018 年 10 月 1 日，原来的"QS"标志将全部停止使用，现行按照"SC"（"生产"的汉语拼音字母缩写）和 14 位阿拉伯数字组成，其格式如图 3 – 2 所示。

---

① 《中华人民共和国食品安全法（2018 版）》第 7 条。
② 《中华人民共和国食品安全法（2018 版）》第 24 条。

SC　XXX　XX　XX　XX　XXXX　X

"生产"的汉语
拼音首字母缩写　食品类别编码　省级代码　市、地代码　县（区）代码　生产许可证序码　校验码

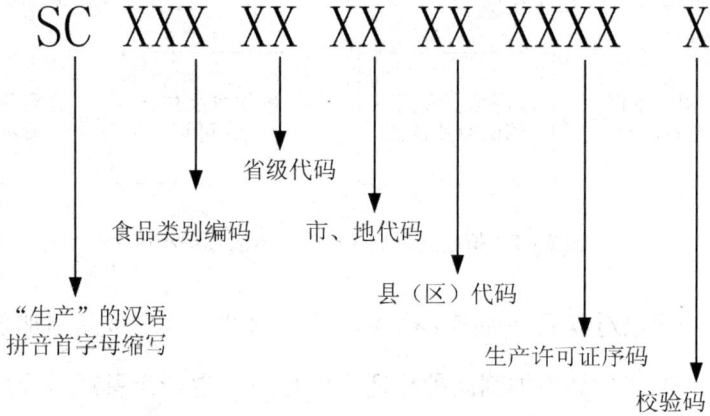

**图 3 - 2　食品生产许可证 SC 编号格式**

2020 年 1 月 3 日，市监总局正式公布了《食品生产许可管理办法》（国家市场监督管理总局令第 24 号，以下简称"新《办法》"），并于 2020 年 3 月 1 日起施行，国家食品药品监督管理总局 2015 年 8 月 31 日公布（2017 年修正）的《食品生产许可管理办法》同时废止。新《办法》依然规定了食品生产许可的申请、受理、审查、决定及其监督检查等事宜。其出台使得食品生产许可制度上发生了一系列的变化：全面推进生产网络信息化、明确生产许可分类的依据和准则、简化生产许可证申请相关材料、简化生产许可证书的载明信息、新增试制食品检验报告的条件要求和来源选择性、缩短现场核查发证和办理注销等时限、明确各级监管部门的职责、明确需提供合格报告的许可类型、明确获证企业持续合规要求以及明确法律责任、加大违反规定的处罚力度等。这些将成为今后食品生产许可环节企业需要了解的问题。

食品生产许可环节中的法律责任，对于食品生产者而言，未取得食品生产许可从事食品生产经营活动，或者未取得食品添加剂生产许可从事食品添加剂生产活动的，依照《食品安全法》，由县级以上人民政府食品安全监督管理部门没收违法所得和违法生产经营的食品、食品添加剂以及用

于违法生产经营的工具、设备、原料等物品；违法生产经营的食品、食品添加剂货值金额不足一万元的，并处五万元以上十万元以下罚款；货值金额一万元以上的，并处货值金额十倍以上二十倍以下罚款。明知从事前款规定的违法行为，仍为其提供生产经营场所或者其他条件的，由县级以上人民政府食品安全监督管理部门责令停止违法行为，没收违法所得，并处五万元以上十万元以下罚款；使消费者的合法权益受到损害的，应当与食品、食品添加剂生产经营者承担连带责任。① 对于县级以上政府食品安全监督管理、卫生行政、农业行政等部门，其对不符合条件的申请人准予许可，或者超越法定职权准予许可的，依照《食品安全法》对直接负责的主管人员和其他直接责任人员给予记大过处分；情节较重的，给予降级或者撤职处分；情节严重的，给予开除处分；造成严重后果的，其主要负责人还应当引咎辞职。②

在新《办法》第七章中规定了食品生产许可相关的行政法律责任，见表 3 – 1。

表 3 – 1  《食品生产许可管理办法》规定的行政法律责任

| 违法情形 | 行政法律责任 |
| --- | --- |
| 未取得食品生产许可从事食品生产活动的（食品生产者生产的食品不属于食品生产许可证上载明的食品类别的，视为未取得食品生产许可从事食品生产活动） | 由县级以上地方市场监督管理部门依照《中华人民共和国食品安全法》第一百二十二条的规定给予处罚 |
| 许可申请人隐瞒真实情况或者提供虚假材料申请食品生产许可 | 由县级以上地方市场监督管理部门给予警告。申请人在 1 年内不得再次申请食品生产许可 |

---

① 《中华人民共和国食品安全法（2018 修订）》第 122 条。
② 《中华人民共和国食品安全法（2018 修订）》第 144 条。

| 违法情形 | 行政法律责任 |
| --- | --- |
| 被许可人以欺骗、贿赂等不正当手段取得食品生产许可 | 由原发证的市场监督管理部门撤销许可，并处 1 万元以上 3 万元以下罚款。被许可人在 3 年内不得再次申请食品生产许可 |
| 食品生产者伪造、涂改、倒卖、出租、出借、转让食品生产许可证 | 由县级以上地方市场监督管理部门责令改正，给予警告，并处 1 万元以下罚款；情节严重的，处 1 万元以上 3 万元以下罚款 |
| 食品生产者未按规定在生产场所的显著位置悬挂或者摆放食品生产许可证 | 由县级以上地方市场监督管理部门责令改正；拒不改正的，给予警告 |
| 食品生产许可证有效期内，食品生产者名称、现有设备布局和工艺流程、主要生产设备设施等事项发生变化，需要变更食品生产许可证载明的许可事项，未按规定申请变更 | 由原发证的市场监督管理部门责令改正，给予警告；拒不改正的，处 1 万元以上 3 万元以下罚款 |
| 食品生产者的生产场所迁址后未重新申请取得食品生产许可从事食品生产活动 | 由县级以上地方市场监督管理部门依照《中华人民共和国食品安全法》第一百二十二条的规定给予处罚 |
| 食品生产许可证副本载明的同一食品类别内的事项发生变化，食品生产者未按规定报告 | 食品生产者终止食品生产，食品生产许可被撤回、撤销或者食品生产许可证被吊销，未按规定申请办理注销手续的，由原发证的市场监督管理部门责令改正；拒不改正的，给予警告，并处 5000 元以下罚款 |
| 《中华人民共和国食品安全法实施条例》第七十五条食品生产经营企业等单位有食品安全法规定的违法情形，除依照食品安全法的规定给予处罚外，有下列情形之一的，对单位的法定代表人、主要负责人、直接负责的主管人员和其他直接责任人员处以其上一年度从本单位取得收入的 1 倍以上 10 倍以下罚款：<br>（一）故意实施违法行为；<br>（二）违法行为性质恶劣；<br>（三）违法行为造成严重后果。<br>属于食品安全法第一百二十五条第二款规定情形的，不适用前款规定 | 食品生产者违反本办法规定，有《中华人民共和国食品安全法实施条例》第七十五条第一款规定的情形的，依法对单位的法定代表人、主要负责人、直接负责的主管人员和其他直接责任人员给予处罚。<br>被吊销生产许可证的食品生产者及其法定代表人、直接负责的主管人员和其他直接责任人员自处罚决定做出之日起 5 年内不得申请食品生产经营许可，或者从事食品生产经营管理工作、担任食品生产经营企业食品安全管理人员 |

续表

| 违法情形 | 行政法律责任 |
| --- | --- |
| 市场监督管理部门对不符合条件的申请人准予许可，或者超越法定职权准予许可 | 依照《中华人民共和国食品安全法》第一百四十四条的规定给予处分 |

### （二）食品生产所需的条件

新《办法》规定，申请食品生产许可，应当符合的条件有：

（一）具有与生产的食品品种、数量相适应的食品原料处理和食品加工、包装、贮存等场所，保持该场所环境整洁，并与有毒、有害场所以及其他污染源保持规定的距离。

（二）具有与生产的食品品种、数量相适应的生产设备或者设施，有相应的消毒、更衣、盥洗、采光、照明、通风、防腐、防尘、防蝇、防鼠、防虫、洗涤以及处理废水、存放垃圾和废弃物的设备或者设施；保健食品生产工艺有原料提取、纯化等前处理工序的，需要具备与生产的品种、数量相适应的原料前处理设备或者设施。

（三）有专职或者兼职的食品安全专业技术人员、食品安全管理人员和保证食品安全的规章制度。

（四）具有合理的设备布局和工艺流程，防止待加工食品与直接入口食品、原料与成品交叉污染，避免食品接触有毒物、不洁物。

（五）法律、法规规定的其他条件。①

新《办法》作为食品生产许可的纲领性规定，在实施食品生产许可审查时，具体应当遵循原国家食品药品监督管理总局制定的《食品生产许可审查通则》和细则，细则即是针对某类食品生产审查的特殊规定，如

---

① 《食品生产许可管理办法（2019 修订）》第 12 条。

《0103 挂面生产许可证审查细则》《1301 糖果制品生产许可证审查细则》《特殊医学用途配方食品生产许可审查细则》等 28 类食品的生产审查细则。通则和细则由国家市场监督管理总局负责制定，省级市场监督管理部门可以根据本行政区域食品生产许可审查工作的需要，对地方特色食品制定审查细则，在本行政区域内实施，并向国家市场监督管理总局报告。如上海市食品药品监督管理局《关于发布〈上海市焙炒咖啡开放式生产许可审查细则〉的通知》（沪食药监规〔2017〕7 号）。

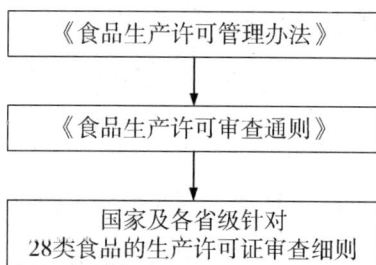

```
┌─────────────────────────┐
│    《食品生产许可管理办法》    │
└─────────────────────────┘
            │
            ▼
┌─────────────────────────┐
│    《食品生产许可审查通则》    │
└─────────────────────────┘
            │
            ▼
┌─────────────────────────┐
│       国家及各省级针对       │
│  28类食品的生产许可证审查细则  │
└─────────────────────────┘
```

**图 3 - 3　食品生产许可规定体系**

《食品生产许可审查通则》对于材料审查，现场核查中的生产场所、设施设备、设备布局和工艺流程、人员管理、管理制度及执行情况，审查结果与检查整改等问题进行了规定，其中现场审查的相关要求见表3 - 2。[①]

**表 3 - 2　《食品生产许可审查通则》中现场审查要求**

| | |
|---|---|
| 生产场所 | 1. 核查申请人提交的材料是否与现场一致，其生产场所周边和厂区环境、布局和各功能区划分、厂房及生产车间相关材质等是否符合有关规定和要求；<br>2. 申请人在生产场所外建立或者租用外设仓库的，应当承诺符合《食品、食品添加剂生产许可现场核查评分记录表》中关于库房的要求，并提供相关影像资料。必要时，核查组可以对外设仓库实施现场核查 |

---

① 2016 年 08 月 09 日国家食品药品监督管理总局食药监食监一〔2016〕103 号文《食品生产许可审查通则》第三章。

续表

| | |
|---|---|
| 设备设施 | 1. 核查申请人提交的生产设备设施清单是否与现场一致，生产设备设施材质、性能等是否符合规定并满足生产需要；<br>2. 申请人自行对原辅料及出厂产品进行检验的，是否具备审查细则规定的检验设备设施，性能和精度是否满足检验需要 |
| 设备布局和工艺流程 | 1. 核查申请人提交的设备布局图和工艺流程图是否与现场一致，设备布局、工艺流程是否符合规定要求，并能防止交叉污染；<br>2. 实施复配食品添加剂现场核查时，核查组应当依据有关规定，根据复配食品添加剂品种特点，核查复配食品添加剂配方组成、有害物质及致病菌是否符合食品安全国家标准 |
| 人员管理 | 1. 核查申请人是否配备申请材料所列明的食品安全管理人员及专业技术人员；是否建立生产相关岗位的培训及从业人员健康管理制度；<br>2. 从事接触直接入口食品工作的食品生产人员是否取得健康证明 |
| 管理制度及其执行情况 | 核查申请人的：<br>（1）进货查验记录；<br>（2）生产过程控制、出厂检验记录；<br>（3）食品安全自查；<br>（4）不安全食品召回；<br>（5）不合格品管理；<br>（6）食品安全事故处置及审查细则规定的其他保证食品安全的管理制度是否齐全，内容是否符合法律法规等相关规定 |
| 按规定需要查验试制产品检验合格报告 | 1. 现场核查时，核查组可以根据食品生产工艺流程等要求，按申请人生产食品所执行的食品安全标准和产品标准核查试制食品检验合格报告；<br>2. 实施食品添加剂生产许可现场核查时，可以根据食品添加剂品种，按申请人生产食品添加剂所执行的食品安全标准核查试制食品添加剂检验合格报告；<br>3. 试制产品检验合格报告可以由申请人自行检验，或者委托有资质的食品检验机构出具；<br>4. 试制产品检验报告的具体要求按审查细则的有关规定执行 |

## 二、食品经营

### （一）食品经营所需的资质

根据《食品安全法》的规定，国家对食品经营实行许可制度。除了销售食用农产品不需要取得许可之外，从事食品销售应当依法取得食品经营许可证。[①] 由此常常产生的疑问是：食品经营许可证上的主体业态和经营项目与营业执照上的经营范围是否有联系？根据食药监办食监二函〔2016〕591 号《食品药品监管总局办公厅关于明确食品经营许可有关问题的复函》答复为没有直接联系。营业执照解决的是主体资格的合法性问题，对丁能否从事、具体能从事什么食品经营项目，由食品监管部门根据食品经营相关法律法规确定。

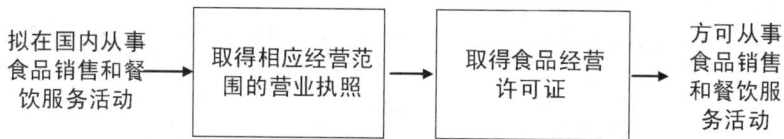

拟在国内从事食品销售和餐饮服务活动 → 取得相应经营范围的营业执照 → 取得食品经营许可证 → 方可从事食品销售和餐饮服务活动

图 3-4　拟在我国从事食品经营的企业所需资质

那么在其他什么情况下，从事食品销售业务无须取得食品经营许可证呢？大致有六类情形：其一是销售食用农产品不需要取得许可。其二是取得食品生产许可的食品生产者，通过网络销售其生产的食品，无须取得食品经营许可。[②] 其三医疗机构、药品零售企业销售特定全营养配方食品的，不需要取得食品经营许可，但是应当遵守食品安全法和本条例关于食品销

---

① 《中华人民共和国食品安全法（2018 版）》第 35 条。
② 2016 年 7 月 13 日国家食品药品监督管理总局令第 27 号《网络食品安全违行为查处办法》第 16 条。

售的规定。① 其四是销售食品添加剂、从事食品物流，由于其不属于应当办理经营许可的"食品销售和餐饮服务活动"，因而无须办理食品经营许可。② 其五，对于取得食品生产许可证的生产者在其生产场所销售其生产的食品，是否需要取得食品经营许可的问题，原 2009 版的《食品安全法》对此明确规定不需要，但新版《食品安全法》没有针对该问题的表述。针对该问题，一种解释认为："由于食品安全监管体制改革后，食品药品监管部门统一负责食品生产、食品销售和餐饮服务管理工作，因此将原《食品安全法》中规定的'取得食品生产许可的食品生产者在其生产场所销售生产的食品，不需要取得食品流通的许可；农民个人销售其自产的食用农产品，不需要取得食品流通的许可'直接修改为'销售食用农产品，不需要取得许可'为监管部门深化行政审批制度改革、统一食品生产经营许可留下了空间。"③ 庆幸的是，在 2020 年 8 月 6 日国家市监总局发布的《关于〈食品经营许可管理办法（征求意见稿）〉公开征求意见的公告》中，该征求意见稿第三条中规定"取得食品生产许可的食品生产者在其生产场所或通过网络销售其生产的食品"属于不需要取得食品经营许可的情形之一。其六是销售食品的市场开办方、柜台出租者和展销会举办者不需要取得许可。

食品经营许可证是食品销售和餐饮服务必须拥有的资质，一地一证，不同于食品生产许可的一企一证。申请主体可以是企业法人、合伙企业、个人独资企业、个体工商户等。食品经营主体业态分为食品销售经营者、餐饮服务经营者、单位食堂等。食品经营项目分为预包装食品销售（含冷藏冷冻食品、不含冷藏冷冻食品）、散装食品销售（含冷藏冷冻食品、不

---

① 《中华人民共和国食品安全法（2018 修订）》第 36 条第 2 款。
② 《食品经营许可管理办法（2017 修正）》第 2 条。
③ 郑淑娜：《中华人民共和国食品安全法释义》，中国商业出版社 2009 年版。

含冷藏冷冻食品）、特殊食品销售（保健食品、特殊医学用途配方食品、婴幼儿配方乳粉、其他婴幼儿配方食品）、其他类食品销售；热食类食品制售、冷食类食品制售、生食类食品制售、糕点类食品制售、自制饮品制售、其他类食品制售等。①

与生产许可证一样，该证的有效期为 5 年。食品经营许可证应当载明：经营者名称、社会信用代码（个体经营者为身份证号码）、法定代表人（负责人）、住所、经营场所、主体业态、经营项目、许可证编号、有效期、日常监督管理机构、日常监督管理人员、投诉举报电话、发证机关、签发人、发证日期和二维码。在经营场所外设置仓库（包括自有和租赁）的，还应当在副本中载明仓库具体地址。食品经营许可证编号由 JY（"经营"的汉语拼音首字母缩写）和 14 位阿拉伯数字组成，其格式如图 3-5 所示。

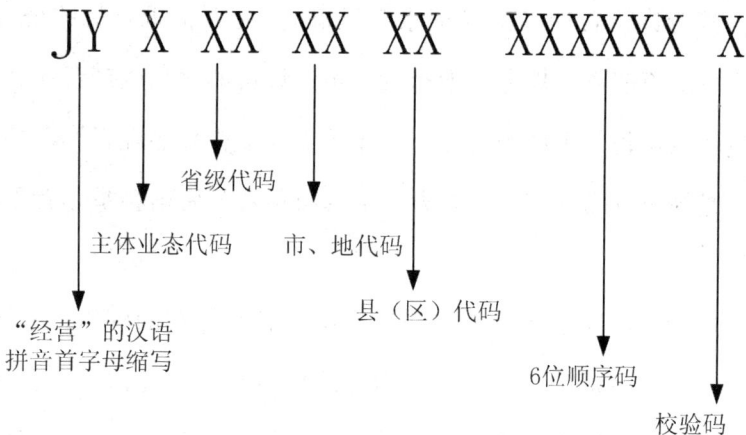

图 3-5　食品经营许可证 JY 编号格式

食品经营许可环节中的法律责任，对于食品经营者而言，未取得食品生产经营许可从事食品生产经营活动，同生产者未取得生产许可一样，适

---

① 《食品经营许可管理办法（2017 修正）》。

用《食品安全法》第一百二十二条。对于县级以上政府食品安全监督管理、卫生行政、农业行政等部门，其对不符合条件的申请人准予许可，或者超越法定职权准予许可的，适用《食品安全法》第一百四十四条的规定。

在《食品经营许可管理办法》第七章中规定了食品经营许可相关的行政法律责任，如表3-3所示。

表3-3 《食品经营许可管理办法》规定的行政法律责任

| 违法情形 | 行政法律责任 |
|---|---|
| 未取得食品经营许可从事食品经营活动 | 由县级以上地方食品药品监督管理部门依照《食品安全法》第一百二十二条的规定给予处罚（没收违法所得和违法生产经营的食品、食品添加剂以及用于违法生产经营的工具、设备、原料等物品；违法生产经营的食品、食品添加剂货值金额不足一万元的，并处五万元以上十万元以下罚款；货值金额一万元以上的，并处货值金额十倍以上二十倍以下罚款） |
| 许可申请人隐瞒真实情况或者提供虚假材料申请食品经营许可 | 由县级以上地方食品药品监督管理部门给予警告。申请人在1年内不得再次申请食品经营许可 |
| 被许可人以欺骗、贿赂等不正当手段取得食品经营许可 | 由原发证的食品药品监督管理部门撤销许可，并处1万元以上3万元以下罚款。被许可人在3年内不得再次申请食品经营许可 |
| 违反本办法第二十六条第一款规定，食品经营者伪造、涂改、倒卖、出租、出借、转让食品经营许可证 | 由县级以上地方食品药品监督管理部门责令改正，给予警告，并处1万元以下罚款；情节严重的，处1万元以上3万元以下罚款 |
| 违反本办法第二十六条第二款规定，食品经营者未按规定在经营场所的显著位置悬挂或者摆放食品经营许可证 | 由县级以上地方食品药品监督管理部门责令改正；拒不改正的，给予警告 |

续表

| 违法情形 | 行政法律责任 |
| --- | --- |
| 违反本办法第二十七条第一款规定，食品经营许可证载明的许可事项发生变化，食品经营者未按规定申请变更经营许可 | 由原发证的食品药品监督管理部门责令改正，给予警告；拒不改正的，处2000元以上1万元以下罚款 |
| 违反本办法第二十七条第二款规定或者第三十六条第一款规定，食品经营者外设仓库地址发生变化，未按规定报告的，或者食品经营者终止食品经营，食品经营许可被撤回、撤销或者食品经营许可证被吊销，未按规定申请办理注销手续 | 由原发证的食品药品监督管理部门责令改正；拒不改正的，给予警告，并处2000元以下罚款 |
| 被吊销经营许可证 | 其食品经营者及其法定代表人、直接负责的主管人员和其他直接责任人员自处罚决定做出之日起5年内不得申请食品生产经营许可，或者从事食品生产经营管理工作、担任食品生产经营企业食品安全管理人员 |
| 食品药品监督管理部门对不符合条件的申请人准予许可，或者超越法定职权准予许可 | 依照《食品安全法》第一百四十四条的规定给予处分（记大过处分；情节较重的，给予降级或者撤职处分；情节严重的，给予开除处分；造成严重后果的，其主要负责人还应当引咎辞职） |

　　需要特别提示的是，原用于生产经营的食品卫生许可证，由于《食品卫生许可证管理办法》经历了2009年《食品安全法》修订，被食品流通许可证取代，又在2015年《食品安全法》修订后，改为"食品生产企业需要取得食品生产许可证、食品销售和餐饮服务企业需要取得食品经营许可证。而对于原用于经营的食品流通许可证，2015年11月10日，国家工商行政管理总局发布《关于废止〈流通环节食品安全监督管理办法〉和〈食品流通许可证管理办法〉的决定》（国家工商行政管理总局令第79

号），决定废止《食品流通许可证管理办法》（2009 年 7 月 30 日国家工商行政管理总局令第 44 号），该证随之废止。

## （二）食品经营所需的条件

《食品经营许可管理办法》中规定，申请食品经营许可，应当符合下列条件：

（一）具有与经营的食品品种、数量相适应的食品原料处理和食品加工、销售、贮存等场所，保持该场所环境整洁，并与有毒、有害场所以及其他污染源保持规定的距离；

（二）具有与经营的食品品种、数量相适应的经营设备或者设施，有相应的消毒、更衣、盥洗、采光、照明、通风、防腐、防尘、防蝇、防鼠、防虫、洗涤以及处理废水、存放垃圾和废弃物的设备或者设施；

（三）有专职或者兼职的食品安全管理人员和保证食品安全的规章制度；具有合理的设备布局和工艺流程，防止待加工食品与直接入口食品、原料与成品交叉污染，避免食品接触有毒物、不洁物；法律、法规规定的其他条件。①

在具体审查中，国家食品药品监督管理总局 2015 年 10 月 1 日正式实施的《食品经营许可审查通则（试行）》（以下简称"《经营审查通则》"）适用于食药监管部门对食品经营许可申请的审查，该通则对食品销售、餐饮服务单位的许可审查要求进行了具体的规定，例如，列举出了食品经营企业需要具备的食品安全规章制度：从业人员健康管理制度和培训管理制度、食品安全管理员制度、食品安全自检自查与报告制度、食品经营过程与控制制度、场所及设施设备清洗消毒和维修保养制度、进货查验和查验

---

① 2015 年 8 月 31 日国家食品药品监督管理总局令第 17 号《食品经营许可管理办法》，第 11 条。

记录制度、食品贮存管理制度、废弃物处置制度、食品安全突发事件应急处置方案等。《经营审查通则》的内容纲要如图3-6所示。

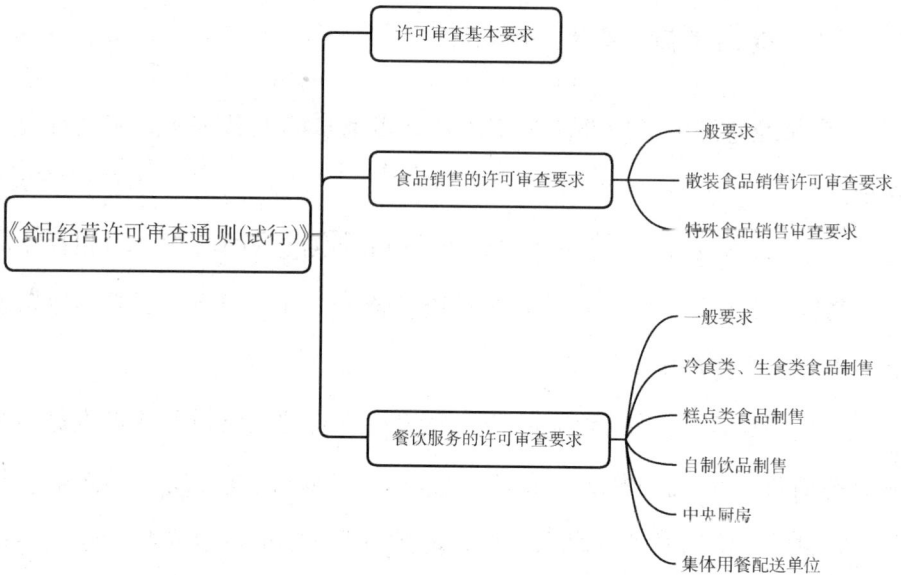

图3-6 《食品经营许可审查通则（试行）》的内容纲要

同食品生产许可相关规定的体系类似，在《经营审查通则》之下，各省级人民政府食品监管部门出台适用于本省级的经营许可审查细则，如海南省食品药品监督管理局《食品经营许可实施细则（试行）》（琼食药监食通〔2015〕34号）。因此，食品经营许可相关规定的关系如图3-7所示。

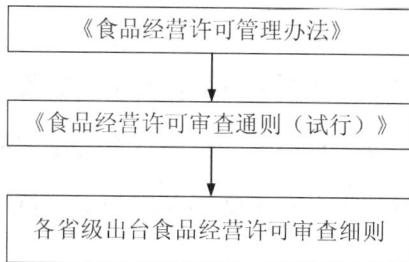

图3-7 食品经营许可规定

### 三、网络食品交易

近些年，随着电子商务在我国的高速发展以及 2013 年 8 月开始逐步兴起了跨境电商（以电子商务的形式开展进出口贸易）。① 食品作为生活必需品，越来越多的食品生产经营者、网络平台参与到网络经营的领域。在网络食品经营中，参与主体主要有食品生产者、入网食品生产经营者、网络食品交易第三方平台提供者（以下简称"平台提供者"）以及最终的消费者。其四者关系如图 3-8 所示。其中的"食品生产者"指仅参与食品生产而不参与入网食品经营的生产者，"入网食品生产经营者"可以分为两类：销售自产食品的食品生产者和仅拥有食品经营许可证的食品经营者。

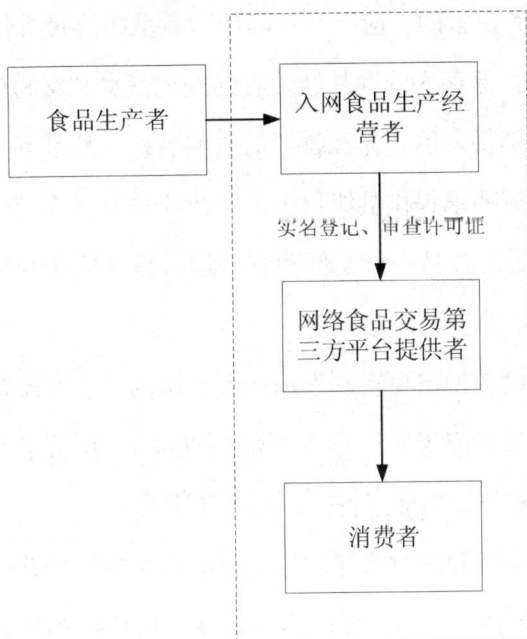

图 3-8 网络食品经营主体的关系

---

① 2013 年 8 月 21 日国务院办公厅转发商务部等部门国办发〔2013〕89 号《关于实施支持跨境电子商务零售出口有关政策意见的通知》。

根据《食品安全法》《食品安全法实施条例》《网络食品安全违法行为查处办法》，平台提供者的义务如下。

（1）应当对入网食品经营者进行实名登记，明确其食品安全管理责任；依法应当取得许可证的，还应当审查其许可证。

（2）发现入网食品经营者有违反本法规定行为的，应当及时制止并立即报告所在地县级人民政府食品安全监督管理部门；发现严重违法行为的，应当立即停止提供网络交易平台服务。

（3）未对入网食品经营者进行实名登记、审查许可证，或者未履行报告、停止提供网络交易平台服务等义务的，由县级以上人民政府食品安全监督管理部门责令改正，没收违法所得，并处五万元以上二十万元以下罚款；造成严重后果的，责令停业，直至由原发证部门吊销许可证；使消费者的合法权益受到损害的，应当与食品经营者承担连带责任。

（4）应当妥善保存入网食品经营者的登记信息和交易信息。

（5）应当能提供入网食品经营者的真实名称、地址和有效联系方式。

（6）应当按照要求提供县级以上人民政府食品安全监督管理部门开展食品安全监督检查、食品安全案件调查处理、食品安全事故处置，经其负责人批准确需了解的有关信息。

（7）平台提供者做出更有利于消费者承诺的，应当履行其承诺。

（8）平台提供者应当在通信主管部门批准后 30 个工作日内，向所在地省级食品药品监督管理部门备案，取得备案号。

（9）平台提供者和通过自建网站交易的食品生产经营者应当具备数据备份、故障恢复等技术条件，保障网络食品交易数据和资料的可靠性与安全性。

（10）平台提供者和通过自建网站交易食品的生产经营者应当记录、保存食品交易信息，保存时间不得少于产品保质期满后 6 个月；没有明确保质期的，保存时间不得少于 2 年。

根据《食品安全法》《食品安全法实施条例》《网络食品安全违法行为查处办法》，入网食品生产经营者的义务如下。

（1）入网食品生产经营者应当依法取得许可，入网食品生产者应当按照许可的类别范围销售食品，入网食品经营者应当按照许可的经营项目范围从事食品经营。法律、法规规定不需要取得食品生产经营许可的除外。取得食品生产许可的食品生产者，通过网络销售其生产的食品，不需要取得食品经营许可。取得食品经营许可的食品经营者通过网络销售其制作加工的食品，不需要取得食品生产许可。

（2）通过自建网站交易的食品生产经营者应当在通信主管部门批准后30 个工作日内，向所在地市、县级食品药品监督管理部门备案，取得备案号。

（3）通过第三方平台进行交易的食品生产经营者应当在其经营活动主页面显著位置公示其食品生产经营许可证。通过自建网站交易的食品生产经营者应当在其网站首页显著位置公示营业执照、食品生产经营许可证。餐饮服务提供者还应当同时公示其餐饮服务食品安全监督量化分级管理信息。相关信息应当画面清晰，容易辨识。

（4）入网销售保健食品、特殊医学用途配方食品、婴幼儿配方乳粉的食品生产经营者，除依照上述（3）的规定公示相关信息外，还应当依法公示产品注册证书或者备案凭证，持有广告审查批准文号的还应当公示广告审查批准文号，并链接至食品药品监督管理部门网站对应的数据查询页面。保健食品还应当显著标明"本品不能代替药物"。违反该规定的，食品生产经营者未按要求公示特殊食品相关信息的，由县级以上地方食品药品监督管理部门责令改正，给予警告；拒不改正的，处 5000 元以上 3 万元以下罚款。

（5）特殊医学用途配方食品中特定全营养配方食品不得进行网络交易。违反该规定的，食品生产经营者通过网络销售特定全营养配方食品的，由县级以上地方食品药品监督管理部门处 3 万元罚款。

（6）网络交易的食品有保鲜、保温、冷藏或者冷冻等特殊贮存条件要求的，入网食品生产经营者应当采取能够保证食品安全的贮存、运输措施，或者委托具备相应贮存、运输能力的企业贮存、配送。

另外，《网络食品安全违法行为查处办法》第十七条规定了入网食品生产经营者的禁止性行为：

（一）网上刊载的食品名称、成分或者配料表、产地、保质期、贮存条件，生产者名称、地址等信息与食品标签或者标识不一致；

（二）网上刊载的非保健食品信息明示或者暗示具有保健功能；网上刊载的保健食品的注册证书或者备案凭证等信息与注册或者备案信息不一致；

（三）网上刊载的婴幼儿配方乳粉产品信息明示或者暗示具有益智、增加抵抗力、提高免疫力、保护肠道等功能或者保健作用；

（四）对在贮存、运输、食用等方面有特殊要求的食品，未在网上刊载的食品信息中予以说明和提示；

（五）法律、法规规定禁止从事的其他行为。

入网食品生产经营者违反如上禁止性规定的，由县级以上地方食品药品监督管理部门责令改正，给予警告；拒不改正的，处 5000 元以上 3 万元以下罚款。最后，根据《网络食品安全违法行为查处办法》，网络食品经营相关违法行为及处罚方式见表 3 - 4。

表 3-4　《网络食品安全违法行为查处办法》中规定的法律责任

| 违法情形 | 法律责任 |
| --- | --- |
| 《食品安全法》等法律法规对网络食品安全违法行为已有规定 | 从其规定 |
| 网络食品交易第三方平台提供者和通过自建网站交易的食品生产经营者未履行相应备案义务 | 县级以上地方食品药品监督管理部门责令改正，给予警告；拒不改正的，处 5000 元以上 3 万元以下罚款 |
| 网络食品交易第三方平台提供者和通过自建网站交易的食品生产经营者不具备数据备份、故障恢复等技术条件，不能保障网络食品交易数据和资料的可靠性与安全性 | 县级以上地方食品药品监督管理部门责令改正，给予警告；拒不改正的，处 3 万元罚款 |
| 网络食品交易第三方平台提供者未按要求建立入网食品生产经营者审查登记、食品安全自查、食品安全违法行为制止及报告、严重违法行为平台服务停止、食品安全投诉举报处理等制度的或者未公开以上制度 | 县级以上地方食品药品监督管理部门责令改正，给予警告；拒不改正的，处 5000 元以上 3 万元以下罚款 |
| 网络食品交易第三方平台提供者未对入网食品生产经营者的相关材料及信息进行审查登记、如实记录并更新 | 县级以上地方食品药品监督管理部门依照《食品安全法》第一百三十一条的规定处罚（责令改正，没收违法所得，并处五万元以上二十万元以下罚款，造成严重后果的，责令停业，直至由原发证部门吊销许可证；使消费者的合法权益受到损害的，应当与食品经营者承担连带责任） |
| 网络食品交易第三方平台提供者未建立入网食品生产经营者档案、记录入网食品生产经营者相关信息 | 县级以上地方食品药品监督管理部门责令改正，给予警告；拒不改正的，处 5000 元以上 3 万元以下罚款 |
| 网络食品交易第三方平台提供者未按要求记录、保存食品交易信息 | 县级以上地方食品药品监督管理部门责令改正，给予警告；拒不改正的，处 5000 元以上 3 万元以下罚款 |
| 网络食品交易第三方平台提供者未设置专门的网络食品安全管理机构或者指定专职食品安全管理人员对平台上的食品安全经营行为及信息进行检查 | 县级以上地方食品药品监督管理部门责令改正，给予警告；拒不改正的，处 5000 元以上 3 万元以下罚款 |

| 违法情形 | 法律责任 |
| --- | --- |
| 网络食品交易第三方平台提供者发现入网食品生产经营者有严重违法行为未停止提供网络交易平台服务 | 县级以上地方食品药品监督管理部门依照《食品安全法》第一百三十一条的规定处罚（责令改正，没收违法所得，并处五万元以上二十万元以下罚款；造成严重后果的，责令停业，直至由原发证部门吊销许可证；使消费者的合法权益受到损害的，应当与食品经营者承担连带责任） |
| 网络食品交易第三方平台提供者未履行相关义务，导致发生下列严重后果之一的：<br>（一）致人死亡或者造成严重人身伤害的；<br>（二）发生较大级别以上食品安全事故的；<br>（三）发生较为严重的食源性疾病的；<br>（四）侵犯消费者合法权益，造成严重不良社会影响的；<br>（五）引发其他的严重后果的 | 由县级以上地方食品药品监督管理部门依照《食品安全法》第一百三十一条的规定责令停业，并将相关情况移送通信主管部门处理 |
| 入网食品生产经营者未依法取得食品生产经营许可的，或者入网食品生产者超过许可的类别范围销售食品、入网食品经营者超过许可的经营项目范围从事食品经营 | 依照《食品安全法》第一百二十二条的规定处罚（没收违法所得和违法生产经营的食品、食品添加剂以及用于违法生产经营的工具、设备、原料等物品；违法生产经营的食品、食品添加剂货值金额不足一万元的，并处五万元以上十万元以下罚款；货值金额一万元以上的，并处货值金额十倍以上二十倍以下罚款） |
| 入网食品生产经营者违反本办法第十七条禁止性规定：<br>（一）网上刊载的食品名称、成分或者配料表、产地、保质期、贮存条件、生产者名称、地址等信息与食品标签或者标识不一致；<br>（二）网上刊载的非保健食品信息明示或者暗示具有保健功能；网上刊载的保健食品的注册证书或者备案凭证等信息与注册或者备案信息不一致；<br>（三）网上刊载的婴幼儿配方乳粉产品信息明示或者暗示具有益智、增加抵抗力、提高免疫力、保护肠道等功能或者保健作用；<br>（四）对在贮存、运输、食用等方面有特殊要求的食品，未在网上刊载的食品信息中予以说明和提示；<br>（五）法律、法规规定禁止从事的其他行为 | 县级以上地方食品药品监督管理部门责令改正，给予警告；拒不改正的，处5000元以上3万元以下罚款 |

续表

| 违法情形 | 法律责任 |
| --- | --- |
| 入网食品生产经营者未按要求进行信息公示 | 县级以上地方食品药品监督管理部门责令改正，给予警告；拒不改正的，处 5000 元以上 3 万元以下罚款 |
| 食品生产经营者未按要求公示特殊食品相关信息 | 县级以上地方食品药品监督管理部门责令改正，给予警告；拒不改正的，处 5000 元以上 3 万元以下罚款 |
| 食品生产经营者通过网络销售特定全营养配方食品 | 县级以上地方食品药品监督管理部门处 3 万元罚款 |
| 入网食品生产经营者未按要求采取保证食品安全的贮存、运输措施，或者委托不具备相应贮存、运输能力的企业从事贮存、配送 | 县级以上地方食品药品监督管理部门依照《食品安全法》第一百三十二条的规定处罚（责令改正，给予警告；拒不改正的，责令停产停业，并处一万元以上五万元以下罚款；情节严重的，吊销许可证） |
| 网络食品交易第三方平台提供者、入网食品生产经营者提供虚假信息 | 县级以上地方食品药品监督管理部门责令改正，处 1 万元以上 3 万元以下罚款 |
| 网络食品交易第三方平台提供者、入网食品生产经营者违反《食品安全法》规定，构成犯罪 | 依法追究刑事责任 |
| 食品药品监督管理部门工作人员不履行职责或者滥用职权、玩忽职守、徇私舞弊 | 依法追究行政责任；构成犯罪的，移送司法机关，依法追究刑事责任 |

食品药品监督管理局于 2015 年 8 月 18 日发布了《食品药品监管总局关于征求〈网络食品经营监督管理办法（征求意见稿）〉意见的通知》，其中，意见稿对于网络食品销售相关的网络食品经营者的义务、网络食品交易第三方平台提供者的义务、网络食品经营活动监督管理及相关法律责任进行了系统地规定。该意见稿现尚未正式出台，笔者会对此继续保持关注。

### 四、食品的召回

根据《食品安全法》的规定，我国建立了食品召回制度。

食品生产者发现其生产的食品不符合食品安全标准或者有证据证明可能危害人体健康的，应当立即停止生产，召回已经上市销售的食品，通知相关生产经营者和消费者，并记录召回和通知情况。同样，食品经营者发现其经营的食品有如上情形的，应当立即停止经营，通知相关生产经营者和消费者，并记录停止经营和通知情况。食品生产者认为应当召回的，应当立即召回。由于食品经营者的原因造成其经营的食品有上述情形的，食品经营者应当召回。

除了食品生产者对因标签、标志或者说明书不符合食品安全标准而被召回的食品，在采取补救措施且能保证食品安全的情况下向消费者明示补救措施可以继续销售外，对召回的食品，食品生产经营者应当采取无害化处理、销毁等措施，防止其再次流入市场。并将食品召回和处理情况向所在地县级人民政府食品安全监督管理部门报告；需要对召回的食品进行无害化处理、销毁的，应当提前报告时间、地点。食品安全监督管理部门认为必要的，可以实施现场监督。未依照本条规定召回或者停止经营的，县级以上人民政府食品安全监督管理部门可以责令其召回或者停止经营。①

据此，在食品召回方面，国家质量监督检验检疫总局第 98 号令公布，并于 2007 年 8 月 27 日实施了《食品召回管理规定》，之后国家食品药品监督管理总局令第 12 号公布了自 2015 年 9 月 1 日起施行的《食品召回管理办法》，两者的规定不相冲突之处仍然有效。按照《食品召回管理办法》

---

① 《中华人民共和国食品安全法（2018 修订）》第 63 条。

的规定，国家食品药品监督管理总局负责指导全国不安全食品的停止生产经营、召回和处置及其监督管理工作，明确了食品生产经营者履行食品安全第一责任人的义务，自此，不安全食品召回将有法可依。在此简要介绍召回的分级，具体如表3－5所示。

表3－5　食品三级召回制度

| 召回级别 | 召回规定 | 完成时间要求 |
|---|---|---|
| 一级 | 食用后已经或者可能导致严重健康损害甚至死亡的，食品生产者应当在知悉食品安全风险后24小时内启动召回，并向县级以上地方食品药品监督管理部门报告召回计划 | 10个工作日内完成 |
| 二级 | 食用后已经或者可能导致一般健康损害，食品生产者应当在知悉食品安全风险后48小时内启动召回，并向县级以上地方食品药品监督管理部门报告召回计划 | 20个工作日内完成 |
| 三级 | 标签、标识存在虚假标注的食品，食品生产者应当在知悉食品安全风险后72小时内启动召回，并向县级以上地方食品药品监督管理部门报告召回计划。标签、标识存在瑕疵，食用后不会造成健康损害的食品，食品生产者应当改正，可以自愿召回 | 30个工作日内完成 |

### 五、食品生产经营安全监督检查

在食品监督检查领域，现行法规为食品药品监管总局第23号令公布施行的《食品生产经营日常监督检查管理办法》，适用于市、县级食品监管部门按照年度的日常监督检查计划对食品生产经营者的日常监督检查，即食品监管部门依照本办法对食品生产经营者执行食品安全法律、法规、规章及标准、生产经营规范等情况，按照年度监督检查计划和监督管理工作需要实施的监督检查，是基层监管人员按照《食品生产经营日常监督检查要点表》和《食品生产经营日常监督检查结果记录表》等相应检查表格对食品生产经营者基本生产经营状况开展的合规检查。日常监督检查也包括按照上级部门部署或根据本区食品安全状况开展的专项整治、接到投诉举报等开展的检查等情况。相应地，如食品生产经营者出现撕毁、涂改日常监督检查结果记录表，拒绝、阻挠、干涉食品药品监督管理部门进行监督检查，以暴力、威胁等方法阻碍监督检查人员依法履行职责的，将承担相应的行政责任甚至刑事责任。为配合实施《食品安全法》，落实"四个最严"于食品安全监督检查领域，国家市监总局于 2020 年 5 月 19 日发布了《食品生产经营监督检查管理办法（征求意见稿）》，该征求意见稿针对监督检查的规定再次细化，虽然该办法未正式出台，但对于食品生产经营者日常的自检自查仍有参考意义。其主要亮点如下。

首先，进一步明确了适用范围和检查对象为"依法取得食品生产、经营许可的食品生产经营者（含食品添加剂生产者）"，同时规定了其他情况的适用，例如，特殊医学用途配方食品中的特定全营养配方食品的经营者、市场开办方、柜台出租者和展销会举办者等由于其不需要取得食品经营许可，不在《食品生产经营监督检查管理办法（征求意见稿）》适用范围，但在附则中规定其监督检查按照本《食品生产经营监督检查管理办法（征求意见稿）》执行。

其次，在监督检查计划上，按照风险等级制定监督检查计划以及"双随机"抽查方法。采用按照风险等级划分情况实施"双随机"抽查、重点监督检查以及飞行检查多种检查方式。其中，对风险等级为 A、B 级食品生产者实施按比例"双随机"抽查，对特殊食品生产者和风险等级为 C、D 级的食品生产者实施重点监督检查。对中央厨房、集体用餐配送单位和风险等级为 D 级的食品经营者实施重点监督检查，对其他风险等级的食品经营者实施按比例"双随机"抽查。

再次，在监督检查内容上，对食品生产环节、食品销售环节、特殊场所、餐饮服务提供者等方面作出新规定，组织制定食品生产、经营监督检查要点，确定监督检查具体内容。取代"日常监督检查要点表"，并且增加了对新业态食品生产经营者的监督检查的规定。

最后，在监督检查方式上纳入了飞行检查和体系检查，飞行检查最早应用在体育竞赛中对兴奋剂的检查，指的是在非比赛期间进行的不事先通知的突击性兴奋剂抽查。自 2006 年，国家食品药品监督管理局发布《药品 GMP 飞行检查暂行规定》，在药品行业建立了飞行检查制度，并将检查情况在网站上公示，后又陆续在餐饮服务业、医疗器械行业、化妆品行业建立飞行检查机制。食品飞行检查的规定主要是市场监督管理局按照《生产许可审查细则》和 GB1 4881 - 2013《食品安全国家标准 食品生产通用卫生规范》进行。体系检查是较为全面的审查，是指对生产企业按照良好生产规范（GMP）建立生产质量管理体系，建立危害分析与关键控制点体系（HACCP）的管理文件与实施现场的检查。保健食品与特医食品生产企业建立生产质量管理体系具有强制性。具体监督检查方法分为现场检查、书面检查及网络检查等方式，增加了网络检查。明确对于同一个食品生产者原则上三个月内不再重复实施监督检查。

## 六、食品生产经营标准

根据《食品安全法实施条例》，食品生产经营者应当依照法律、法规和食品安全标准从事生产经营活动，建立健全食品安全管理制度，采取有效措施预防和控制食品安全风险，保证食品安全。[1] 食品生产经营应当符

---

① 2019 年 3 月 26 日国务院第 42 次常务会议修订《食品安全法实施条例》第 2 条。

合食品安全标准，并符合《食品安全法》第三十三条中的要求：

（一）具有与生产经营的食品品种、数量相适应的食品原料处理和食品加工、包装、贮存等场所，保持该场所环境整洁，并与有毒、有害场所以及其他污染源保持规定的距离；

（二）具有与生产经营的食品品种、数量相适应的生产经营设备或者设施，有相应的消毒、更衣、盥洗、采光、照明、通风、防腐、防尘、防蝇、防鼠、防虫、洗涤以及处理废水、存放垃圾和废弃物的设备或者设施；

（三）有专职或者兼职的食品安全专业技术人员、食品安全管理人员和保证食品安全的规章制度；

（四）具有合理的设备布局和工艺流程，防止待加工食品与直接入口食品、原料与成品交叉污染，避免食品接触有毒物、不洁物；

（五）餐具、饮具和盛放直接入口食品的容器，使用前应当洗净、消毒，炊具、用具用后应当洗净，保持清洁；

（六）贮存、运输和装卸食品的容器、工具和设备应当安全、无害，保持清洁，防止食品污染，并符合保证食品安全所需的温度、湿度等特殊要求，不得将食品与有毒、有害物品一同贮存、运输；

（七）直接入口的食品应当使用无毒、清洁的包装材料、餐具、饮具和容器；

（八）食品生产经营人员应当保持个人卫生，生产经营食品时，应当将手洗净，穿戴清洁的工作衣、帽等；销售无包装的直接入口食品时，应当使用无毒、清洁的容器、售货工具和设备；

（九）用水应当符合国家规定的生活饮用水卫生标准；

（十）使用的洗涤剂、消毒剂应当对人体安全、无害；

（十一）法律、法规规定的其他要求。

非食品生产经营者从事食品贮存、运输和装卸的，应当符合前款第六项的规定。

除了《食品安全法》《食品安全法实施条例》和生产经营相关法规对于生产经营标准进行了规范外，食品生产国家标准对生产经营中需要遵守的具体标准进行了规定，如适用于各类食品生产的 GB 14881－2013《食品安全国家标准 食品生产通用卫生规范》，规定了食品生产过程中原料采购、加工、包装、贮存和运输等环节的场所、设施、人员的基本要求和管理准则。还存在适用于特定食品类别的生产规范，如 GB 29923－2013《食品安全国家标准 特殊医学用途配方食品良好生产规范》适用于特医食品生产企业，规定了特医食品生产过程中原料采购、加工、包装、贮存和运输等环节的场所、设施、人员的基本要求和管理准则；又如 GB 12693－2010《食品安全国家标准乳制品良好生产规范》、GB 23790－2010《食品安全国家标准 粉状婴幼儿配方食品良好生产规范》等。

在食品经营方面有 GB 31621－2014《食品安全国家标准 食品经营过程卫生规范》适用于除网络食品交易、餐饮服务、现制现售的食品经营活动外的各种类型的食品经营活动，规定了食品采购、运输、验收、贮存、分装与包装、销售等经营过程中的食品安全要求。

# 第四章　特殊食品安全监管

《食品安全法》第七十四条规定："国家对保健食品、特殊医学用途配方食品和婴幼儿配方食品等特殊食品实行严格监督管理。"以列举的方式指明特殊食品的三大种类，见图4-1。随着人们生活水平的提高，促进了近年特殊食品在我国发展迅速和较广的应用。本章分三部分着重介绍三类特殊食品。

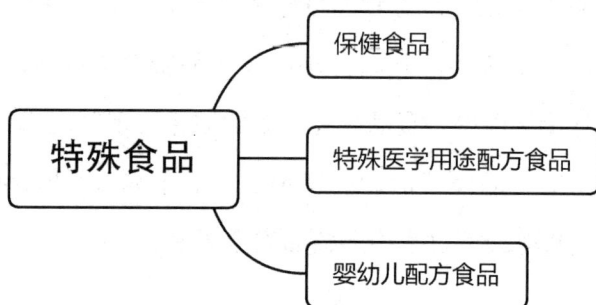

图4-1　特殊食品的种类

**一、特殊医学用途配方食品**

（一）特医食品的界定

2020年5月初，湖南郴州出现儿童长期误食冒充"特医配方粉"的固体饮料而怀疑导致营养不良的"大头娃娃"事件，同年5月底广州又出现了类似事件导致家长集体维权。由此，"特殊医学用途配方食品"（以下简称"特医食品"）的名称通过媒体报道，较大范围地引起了公众的重视。

溯其渊源，早在1988年美国首次在药品法修订版《罕见病药物法案》中明确规定医用食品（medical foods），并将其定义为："为满足疾病或特殊状态下特定的营养需求，基于公认的科学原则、建立在医学评估基础上的主要用于口服的配方食物，需要在医生的监护下使用"。一些发达国家将肠内营养制剂这种特殊医学用途配方食品列入临床治疗必不可少的食品。针对"特殊医学用途配方食品"（foods for special medical purpose，FSMP）国际上关于特医食品的叫法很多，例如，国际食品法典委员会（CAC）称之为"特殊医学用途食品"，欧盟称为"特殊医学用途膳食品"，日本称为"病人用特殊用途食品"，美国称为"医用食品"。特医食品的国际发展史如图4-2所示。

◆1957年，世界上诞生第一个"特医食品"，美国FDA批准的Lofenalac成为首例治疗先天性氨基酸代谢缺陷的苯丙酮尿症的婴儿"膳食治疗药物"；

◆1973年，第一个成人全营养配方食品

◆1988年，第一个成人疾病配方食品

◆1988年，美国《孤儿药品法》（罕见病药物法案）首次对医用食品进行定义

◆1991年，国际食品法典委员会最早对"特医食品"有了明确定义

图4-2　特医食品的国际发展史

在我国，在2016年《特殊医学用途配方食品注册管理办法》中特殊医学用途配方食品（foods for special medicial purpose，FSMP）的含义为：

"是指为满足进食受限、消化吸收障碍、代谢紊乱或者特定疾病状态人群对营养素或者膳食的特殊需要，专门加工配制而成的配方食品。该类产品必须在医生或临床营养师指导下，单独食用或与其他食品配合食用。"由此可见，特医食品适用于特殊身体状态下的人群，从而其生产标准要高于保健品，低于或等于药品。作为三大特殊食品的一种，特殊医学用途配方食品（以下简称"特医食品"）的法律属性是食品，并列为食品中监管最严格的一类。

特医食品主要包括两大类：适用于 0 月龄至 12 月龄的特医食品，包括各类营养配方食品及母乳营养补充剂；以及适用于 1 岁以上人群的特医食品。具体分类见表 4 - 1。

表 4 - 1　特医食品的种类

| 适用人群 | 品　　种 |
|---|---|
| 适用于 0 月龄至 12 月龄的特殊医学用途婴儿配方食品 | 无乳糖配方食品 |
| | 低乳糖配方食品 |
| | 乳蛋白部分水解配方食品 |
| | 乳蛋白深度水解配方食品 |
| | 氨基酸配方食品 |
| | 早产或者低出生体重婴儿配方食品 |
| | 氨基酸代谢障碍配方食品 |
| | 母乳营养补充剂 |

续表

| 适用人群 | 品 种 | |
|---|---|---|
| 适用于1岁以上的特殊医学用途配方食品 | 全营养配方食品 | 可作为单一营养来源满足目标人群营养需求的特殊医学用途配方食品 |
| | 特定全营养配方食品（13类） | 糖尿病全营养配方食品 |
| | | 呼吸系统疾病全营养配方食品 |
| | | 肾病全营养配方食品 |
| | | 肿瘤全营养配方食品 |
| | | 肝病全营养配方食品 |
| | | 肌肉衰减综合征全营养配方食品 |
| | | 创伤、感染、手术及其他应激状态全营养配方食品 |
| | | 炎性肠病全营养配方食品 |
| | | 食物蛋白过敏全营养配方食品 |
| | | 难治性癫痫全营养配方食品 |
| | | 胃肠道吸收障碍、胰腺炎全营养配方食品 |
| | | 脂肪酸代谢异常全营养配方食品 |
| | | 肥胖、减脂手术全营养配方食品 |
| | 非全营养配方食品 | 营养素组件（蛋白质组件、脂肪组件、碳水化合物组件） |
| | | 电解质配方 |
| | | 增稠组件 |
| | | 流质配方 |
| | | 氨基酸代谢障碍配方 |

## （二）特医食品法律法规体系

早在1957年，美国FDA批准的Lofenalac（苯丙酮尿症患者食品）成为首例苯丙酮尿症膳食治疗药物。20世纪八九十年代，欧洲各国在临床上普遍使用该类产品。在我国，1974年起将特医食品以肠内营养制剂（enteral nutrition，EN）（药品）的形式上市销售，由于当时食品相关法律法规无特医食品这一类别，导致国内企业无法以特医名义生产，特医食品只能通过进口上市。后我国于 2012 年起陆续出台了相应的产品国家标准及生产规范通则，但仍无注册审批制度，导致国内产品一直按照药品甚至保健食品的名义上市，直到 2016 年起大量出台了关于注册、生产许可、临床应用及临床试验等一系列法规。我国特医食品法规发展如图 4-3 所示。

我国特医食品领域的法规体系从结构来看，以食品一般法律法规为原型，由于注册、临床试验相关规定设置，从而使之兼具药品法规体系的特性。截至 2020 年 6 月底，我国特医食品标准及法规体系有通则标准、临床试验、注册、注册过渡期、生产、应用和广告几个类别，具体如表 4-2 所示。

表 4-2　我国特医食品标准及法规体系

| 类　别 | 序号 | 规定名称 |
|---|---|---|
| 通则标准 | 1 | 《特殊医学用途婴儿配方食品通则》（GB 25596-2010） |
| | 2 | 《特殊医学用途配方食品通则》（GB 29922-2013） |
| | 3 | 《预包装食品标签通则》（GB 7718-2004） |
| | 4 | 《预包装食品营养标签通则》（GB 28050-2011） |
| | 5 | 《预包装特殊膳食用食品标签》（GB 13432-2013） |
| | 6 | 《食品添加剂使用标准》（GB 2760-2014） |
| | 7 | 《食品营养强化剂使用标准》（GB 14880-2012） |
| | 8 | 《复配食品添加剂通则》（GB 26687-2011） |
| | 9 | 《食品安全国家标准 肿瘤全营养配方食品》（征求意见稿） |
| | 10 | 《食品安全国家标准 糖尿病全营养配方食品》（征求意见稿） |
| | 11 | 《食品安全国家标准 炎性肠病全营养配方食品》（征求意见稿） |
| 临床试验 | 1 | 《特医食品临床试验质量管理规范（试行）》 |
| | 2 | 《糖尿病全营养配方食品临床试验技术指导原则》 |
| | 3 | 《肾病全营养配方食品临床试验技术指导原则》 |
| | 4 | 《肿瘤全营养配方食品临床试验技术指导原则》 |

续表

| 类　别 | 序号 | 规定名称 |
|---|---|---|
| 注　册 | 1 | 《特医食品注册管理办法》 |
| | 2 | 附件1《特医食品标签、说明书样稿要求（试行）》 |
| | 3 | 附件2《特医食品稳定性研究要求（试行）》 |
| | 4 | 附件3《特医食品注册申请材料项目与要求（试行）》 |
| | 5 | 附件4《特殊食品注册现场核查工作实施规范》 |
| | 6 | 《特医食品名称规范原则（试行）》（征求意见稿） |
| | 7 | 《市场监督管理总局关于调整特殊医学用途配方食品产品通用名称的公告》 |
| | 8 | 《特殊医学用途配方食品注册生产企业现场核查要点及判断原则（试行）》 |
| 注册过渡期 | 1 | 《关于调整特医食品注册管理过渡期的公告》 |
| | 2 | 《关于明确进口特殊医学用途配方食品和婴幼儿配方乳粉产品配方注册管理过渡期执行日期问题的复函》 |
| 生　产 | 1 | 《食品安全国家标准 特殊医学用途配方食品企业良好生产规范》（GB 29923 - 2013） |
| | 2 | 《食品安全国家标准 食品生产通用卫生规范》（GB 14881 - 2013） |
| | 3 | 《特医食品生产许可审查细则》 |
| 应　用 | 1 | 《食品安全国家标准 特医食品临床应用规范》（征求意见稿） |
| 广　告 | 1 | 《中华人民共和国广告法》 |
| | 2 | 《广告管理条例》 |
| | 5 | 《药品、医疗器械、保健食品、特殊医学用途配方食品广告审查管理办法》 |

我国上市肠内营养制剂
1974年

GB 25596-2010《特殊医学用途配方食品通则》
2012年实施

GB 29922-2013《特殊医学用途配方食品通则》
2014年实施

GB 29923-2013 良好生产规范
《食品安全法》定义特医
2015年实施

出台：
1.《特殊医学用途配方食品注册管理办法》及配套文件；
2.《特殊医学用途配方食品临床试验质量管理规范(试行)》
2016年

出台《特医应用规范》（征求意见稿）
2018年

出台：
1.《特医食品生产许可审查细则》；
2.针对糖尿病、肾病、肿瘤全营养配方食品临床试验技术指导原则
2019年

将特医作为药品管理

进口产品符合GB，通过海关检验检疫即可在国内销售，但国内产品无产品审查规范，企业无法申请特医生产。国产产品定义模糊

陆续出台相应的法规，逐步实现产品注册、生产许可、临床试验有标准

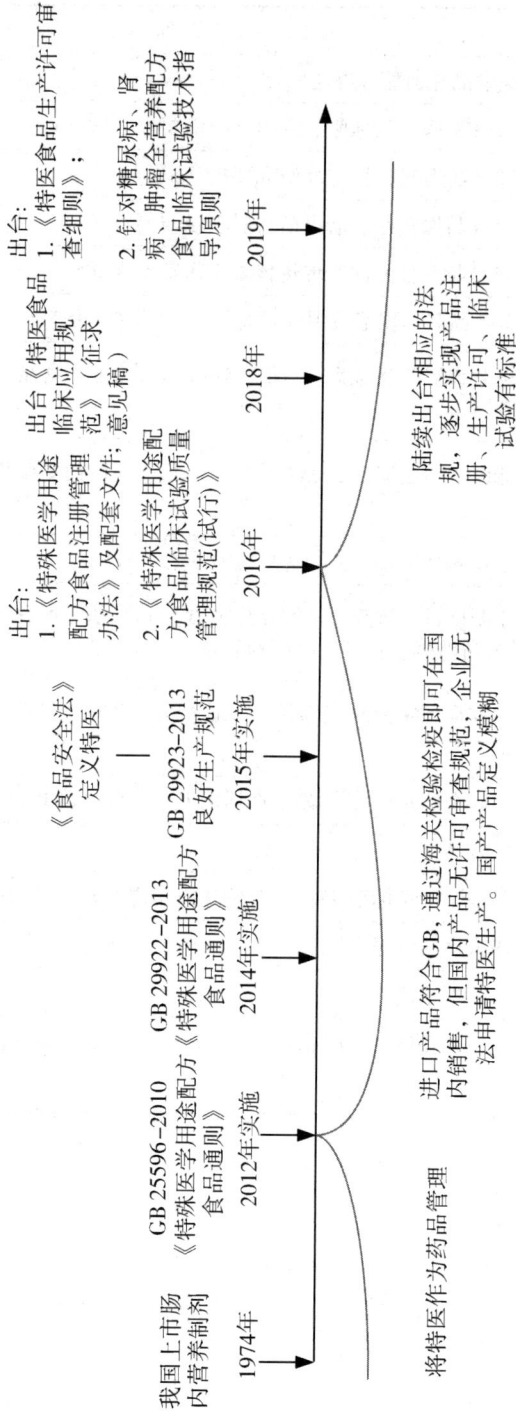

图4-3 我国特医食品相关法律法规的发展

（三）特医食品的临床试验

《特殊医学用途配方食品临床试验质量管理规范（试行）》是特医食品临床试验需遵循的基本法。其主要规定了临床试验实施条件、职责要求、受试者权益保障、临床试验方案内容、试验用产品管理、质量保证和风险管理、数据管理与统计分析，以及临床试验总结报告等内容。根据《特殊医学用途配方食品临床试验质量管理规范（试行）》，临床试验（Clinical Trial）指任何在人体（病人或健康志愿者）进行特殊医学用途配方食品的系统性研究，以证实或揭示试验用特殊医学用途配方食品的安全性、营养充足性和特殊医学用途临床效果，目的是确定试验用特殊医学用途配方食品的营养作用与安全性。

2018 年 11 月 1 日，国家市场监管总局发布了《关于组织研制特定全营养配方食品临床试验技术指导原则的通知》，该通知指出，拟组织研制呼吸系统疾病等 8 种疾病类型的特定全营养配方食品临床试验技术指导原则。

2019 年 9 月 27 日，市场监管总局关于发布《特定全营养配方食品临床试验技术指导原则 糖尿病》等文件的公告，具体内容包括三款产品的临床试验指导原则：《肿瘤全营养配方食品临床试验技术指导原则》《糖尿病全营养配方食品临床试验技术指导原则》《肾病全营养配方食品临床试验技术指导原则》。其主要包括：临床试验的试验目的、受试者选择、受试者退出和中止标准、试验样品要求、试验方案设计、观察指标、结果判定、数据管理与统计分析等，为特殊医学用途糖尿病全营养配方食品的临床试验设计、实施、评价提供指导。三个指导原则文件是特殊医学用途糖尿病全营养配方食品临床试验研究时需要考虑的一般性原则，供各方参考，不要求申请人强制执行。对比三个指导原则对受试者的选择如表 4-3

所示。

表 4 - 3　糖尿病、肾病、肿瘤三类特定全营养食品受试者选择比较

| 对比项目 | | 糖尿病 | 肾　病 | 肿　瘤 |
|---|---|---|---|---|
| 受试者选择 | 纳入标准 | 年龄 10 岁以上，性别不限 | 年龄 10 岁以上，性别不限 | 年龄 10 岁以上，80 岁以下，性别不限 |
| | | 符合现行世界卫生组织 WHO 诊断标准，具有医学营养需求的糖尿病患者 | 经临床或（和）病理诊断确诊为肾病且具有营养需求的患者，且与试验用样品设定适用人群相同 | 经组织学或细胞学诊断确诊为肿瘤的患者，符合试验用样品设定的适用人群范围 |
| | | 可耐受肠内营养者 | 可耐受肠内营养者 | 根据研究者判断，需进行营养治疗的患者 |
| | | 签署知情同意书 | 自愿同意并签署知情同意书者 | 可耐受肠内营养者 |
| | | | | 自愿同意并签署知情同意书者 |
| | 排除标准 | 有严重心、肝、肾功能障碍等疾病 | 有严重影响试验用样品消化吸收的疾病 | 有严重影响试验用品消化吸收的疾病 |
| | | 正在使用其他可能影响试验效果的营养制剂 | 正在使用其他可能影响试验效果的营养制剂 | 正在使用其他可能影响试验效果的营养制剂 |
| | | 对产品成分过敏 | 对产品成分过敏 | 妊娠期、哺乳期女性患者或有生育能力女性的基线妊娠试验检测阳性患者 |
| | | 研究者认为不适于参加本研究 | 研究者认为不适于参加本研究 | 对样品成分过敏 |
| | | 筛选前 4 周内参与其他干预性临床试验（含药品、营养制剂、医疗器械等） | 筛选前 4 周内参与其他干预性临床试验（含药品、营养制剂、医疗器械等） | 研究者认为不适于参加本研究 |
| | | | | 筛选前 4 周内参与其他干预性临床试验（含药品、营养制剂、医疗器械等） |

截至 2021 年 5 月 27 日，我们根据市场监管总局官网数据了解到现有已获得注册的 68 款产品，各类数量如图 4-4、国产进口占比如图 4-5、各企业在我国获批数量如图 4-6，可见目前尚无特定全营养产品获得上市审批。该三个指导原则的出台使糖尿病、肾病、肿瘤特定全营养配方食品在临床试验方法上更具可操作性，未来相关特定全营养食品有望获得上市审批。

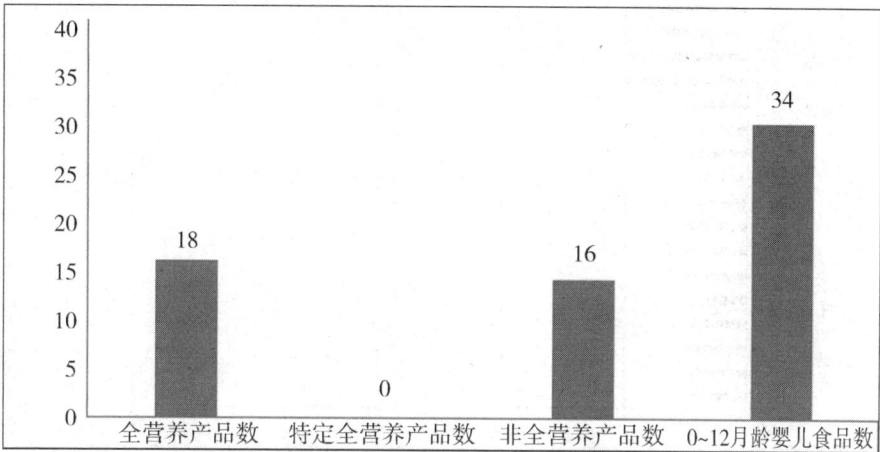

**图 4-4　我国获得各类特医食品注册的产品数（截至 2020 年 6 月 23 日）**

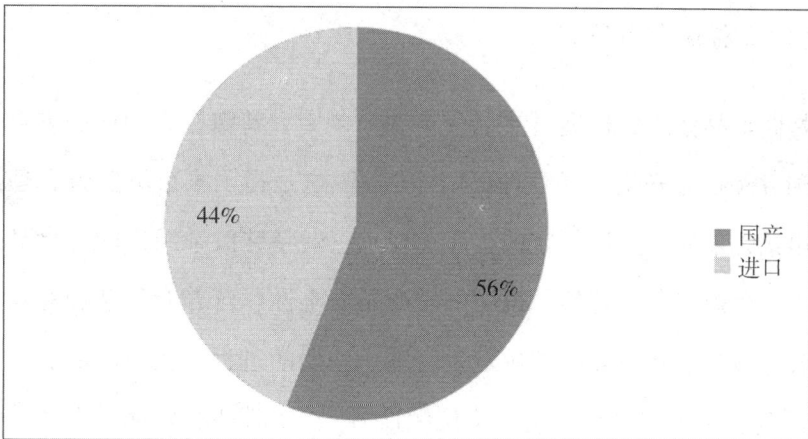

**图 4-5　获得特医食品注册的国产与进口产品占比（截至 2020 年 6 月 23 日）**

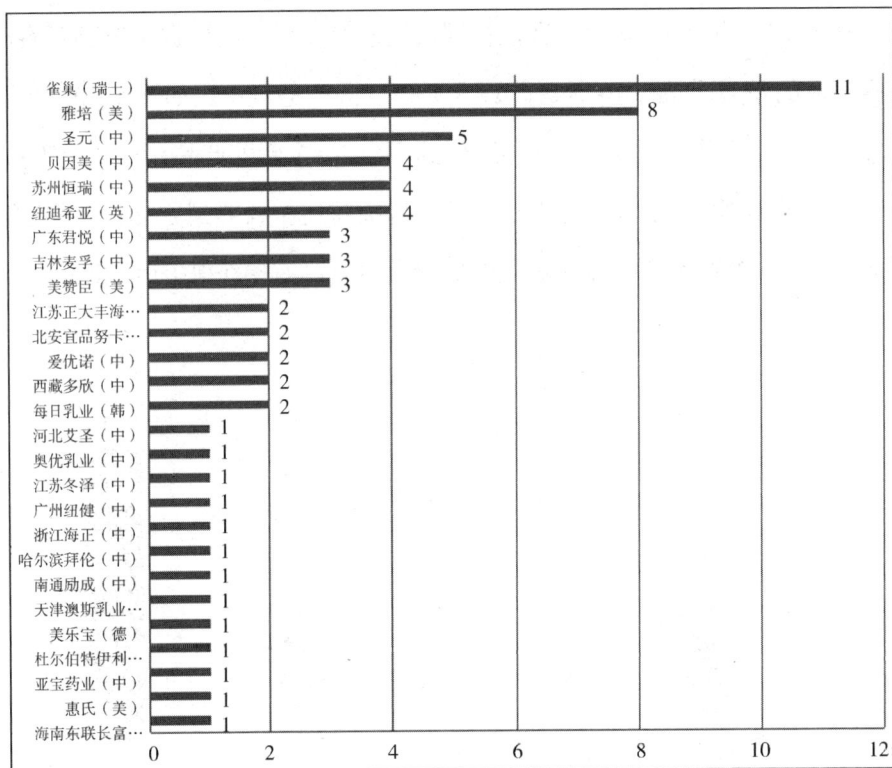

图 4-6　各企业在我国获得特医食品注册的产品数（截至 2020 年 6 月 23 日）

（四）特医食品的注册

特医食品注册，根据《食品安全法》规定，特殊医学用途配方食品应当经国务院食品安全监督管理部门注册。① 这是指国家市场监督管理总局根据申请，依照本办法规定的程序和要求，对特殊医学用途配方食品的产品配方、生产工艺、标签、说明书、产品安全性、营养充足性和特殊医学用途临床效果进行审查，并决定是否准予注册的过程。注册成功后产品拥有"国食注字 TY+4 位年号+4 位顺序号"，注册证有效期为 5 年，注册

_____

① 《中华人民共和国食品安全法（2018 修订）》第 80 条。

证载明的事项有：产品名称、企业名称、生产地址、注册号及有效期、产品类别、产品配方、生产工艺、产品标签和说明书等。

特医食品注册主要遵循《特殊医学用途配方食品注册管理办法》及其四个附件规定：《特殊医学用途配方食品标签、说明书样稿要求（试行）》《特殊医学用途配方食品稳定性研究要求（试行）》《特殊医学用途配方食品注册申请材料项目与要求（试行）》，以及《特殊医学用途配方食品注册现场核查工作实施规范》。具体见表 4 – 2 我国特医食品标准及法规体系。

根据《特殊医学用途配方食品注册管理办法》，特医食品注册申请人应当符合下列条件：

（一）申请人应当是生产企业，包括拟向我国境内生产并销售特殊医学用途配方食品的生产企业和拟向我国境内出口特殊医学用途配方食品的境外生产企业（不包括个人）。

（二）申请人应当具备相应的研发能力，设立特殊医学用途配方食品研发机构并配备专职的产品研发人员，研发机构中应当有食品相关专业高级职称以上或者相当专业能力的人员。

（三）申请人应当具备相应的生产能力，配备食品安全管理人员和食品专业技术人员，执行特殊医学用途配方食品良好生产规范和食品安全管理体系。

（四）申请人应当具备按照特殊医学用途配方食品国家标准规定的全部项目逐批检验的能力。①

根据国家市场监督管理局 2019 年 5 月 28 日发布的《关于调整特殊医学用途配方食品产品通用名称的公告》，特医食品注册中通用名称的拟定

---

① 2016 年 03 月 10 日。国家食品药品监管总局《特殊医学用途配方食品注册管理办法》解读，第 6 条

按照下表进行了简化调整。我们可以看出特医食品可以注册的通用名称如表4-4所示。

表4-4 特殊医学用途配方食品产品通用名称调整前后对照表

| 调整前通用名称 | 调整后通用名称 |
| --- | --- |
| 特殊医学用途婴儿配方食品无乳糖配方 | 特殊医学用途婴儿无乳糖配方食品 |
| 特殊医学用途婴儿配方食品低乳糖配方 | 特殊医学用途婴儿低乳糖配方食品 |
| 特殊医学用途婴儿配方食品乳蛋白部分水解配方 | 特殊医学用途婴儿乳蛋白部分水解配方食品 |
| 特殊医学用途婴儿配方食品乳蛋白深度水解配方 | 特殊医学用途婴儿乳蛋白深度水解配方食品 |
| 特殊医学用途婴儿配方食品氨基酸配方 | 特殊医学用途婴儿氨基酸配方食品 |
| 特殊医学用途婴儿配方食品早产/低出生体重婴儿配方 | 特殊医学用途早产/低出生体重婴儿配方食品 |
| 特殊医学用途婴儿配方食品母乳营养补充剂 | 特殊医学用途婴儿营养补充剂 |
| 特殊医学用途婴儿配方食品氨基酸代谢障碍配方 | 特殊医学用途婴儿氨基酸代谢障碍配方食品 |
| 特殊医学用途配方食品全营养配方 | 特殊医学用途全营养配方食品 |
| 特殊医学用途非全营养配方食品营养素组件 | 特殊医学用途营养素组件配方食品 |
| 特殊医学用途非全营养配方食品电解质配方 | 特殊医学用途电解质配方食品 |
| 特殊医学用途非全营养配方食品增稠组件 | 特殊医学用途增稠组件配方食品 |
| 特殊医学用途非全营养配方食品流质配方 | 特殊医学用途流质配方食品 |
| 特殊医学用途非全营养配方食品氨基酸代谢障碍配方 | 特殊医学用途氨基酸代谢障碍配方食品 |
| 特殊医学用途配方食品××病特定全营养配方 | 特殊医学用途××病全营养配方食品 |

（五）特医食品的生产

在特医食品的生产企业资质方面，根据食品生产许可证中的特医食品种类，生产许可分为两类：2801 特殊医学用途配方食品和 2802 特殊医学用途婴儿配方食品，具体表 4-5 所示。

表 4-5 特医食品生产许可证类别、名称、明细

| 食品类别 | 类别编号 | 类别名称 | 品种明细 |
|---|---|---|---|
| 特殊医学用途配方食品 | 2801 | 特殊医学用途配方食品（不含特殊医学用途婴儿配方食品） | 全营养配方食品 |
| | | | 特定全营养配方食品：包括糖尿病全营养配方食品，呼吸系统疾病全营养配方食品，肾病全营养配方食品，肿瘤全营养配方食品，肝病全营养配方食品，肌肉衰减综合征全营养配方食品，创伤、感染、手术及其他应激状态全营养配方食品，炎性肠病全营养配方食品，食物蛋白过敏全营养配方食品，难治性癫痫全营养配方食品，胃肠道吸收障碍、胰腺炎全营养配方食品，脂肪酸代谢异常全营养配方食品，肥胖、减脂手术全营养配方食品等 |
| | 2802 | 特殊医学用途婴儿配方食品 | 非全营养配方食品包括：营养素组件，电解质配方，增稠组件，流质配方，氨基酸代谢障碍配方等 |
| | | | 无乳糖配方 |
| | | | 低乳糖配方 |
| | | | 乳蛋白部分水解配方 |
| | | | 乳蛋白深度水解配方 |
| | | | 氨基酸配方 |
| | | | 早产/低出生体重婴儿配方 |
| | | | 母乳营养补充剂 |
| | | | 氨基酸代谢障碍配方 |

特医食品企业比生产普通食品的企业审查更加严格。首先，这种审查要求的严格体现在审批程序上。根据《食品安全法》的规定，取得产品注

册证书、"国食注字TY"为首的字号与食品生产许可证是境内企业生产特
医食品的两个前置条件。这比生产普通食品仅需办理食品生产许可证的要
求多了一个注册程序。具体程序上，拟在国内生产并销售特医食品的生产
企业，大致需要经历如图4-7中的三个阶段。除婴幼儿配方乳粉、特殊
医学用途食品、保健食品等重点食品原则上由省级食品药品监督管理部门
组织生产许可审查外，其余食品的生产许可审批权限可以下放到市、县级
食品生产监管部门。

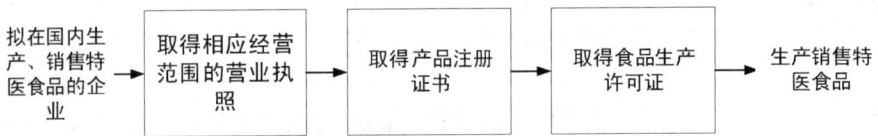

**图4-7　拟在我国从事特医食品生产的企业所需资质**

其次，这种审查要求的严格体现在审查内容上。一般而言，食品生产许可
的审查适用国家食品药品监督管理总局2016年颁布《食品生产许可审查
通则》（以下简称"通则"）并按照各类食品生产审查适用不同的细则。
市场监管总局在2019年初新颁布了《特殊医学用途配方食品生产许可审查
细则》（以下简称"细则"）。在此之前，国家卫计委于2013年发布了食
品安全国家标准GB 29922-2013《特殊医学用途配方食品通则》、GB
29923-2013《特殊医学用途配方食品企业良好生产规范》、GB 14881-
2013《食品生产通用卫生规范》及GB 13432-2013《预包装特殊膳食用
食品标签》等国家强制性标准，为特医食品的问世打下了基础。该细则与
通则中的现场核查章法中的内容一一对应，并在前述基础之上制定了适用
于特医食品企业的更为细致、明确、严格的生产许可条件。细则共七章四
十二条，内容分别在生产场所、设备设施、设备布局和工艺流程、人员管
理、管理制度的条件上有新的要求。需要重点注意的内容部分列举如表
4-6所示。

表 4 - 6　《特殊医学用途配方食品生产许可审查细则》中需要重点注意的内容

| 审查类别 | 重点关注 |
|---|---|
| 生产场所 | 对生产车间的种类以及车间中的作业区域划分更加符合现实情况，不仅按照生产工艺和防止交叉感染分为一般作业区、准清洁作业区和清洁作业区，而且进一步按照液态产品、固态（含粉状）产品的不同将三个区域进行区分，并对不同的作业区域中的各项指标细化要求，例如，清洁作业区域非清洁作业区的空气洁净度除了符合国家标准外，还应当符合两区域之间的压差应大于等于 10 Pa |
| 设备设施 | 对于生产设备和个人卫生设施两方面的要求更为精细，不仅仅体现在满足基本的生产加工要求和配备基本的清洁卫生设施。更多需要关注的是在生产设备方面，对于不同类型的生产设备均有细节的要求，例如，干燥设备进风应当有空气过滤装置、排风应当有防止空气倒流装置。而在个人卫生设施上，规定了人员进入准清洁作业区和清洁作业区前的净化流程，例如，准清洁作业区：换鞋（穿戴鞋套或工作鞋靴消毒）→更外衣→洗手→更准清洁作业区工作服→手消毒 |
| 设备布局和工艺流程 | 明确了设备布局和工艺流程应当与批准注册的产品配方、生产工艺等技术要求保持一致。企业应当按照产品批准注册的技术要求和 GB 29923 关于生产工艺特定处理步骤的要求，制定配料、称量、热处理、中间贮存、杀菌（商业无菌）、干燥（粉状产品）、冷却、混合及内包装（灌装）等生产工序的工艺文件，明确关键控制环节、技术参数及要求 |
| 人员管理 | 提出设立独立的食品安全管理机构，规定了对不同岗位的人员的学历、专业和工作经历的最低要求，以及企业建立针对不同岗位的食品安全培训制度、从业人员健康管理制度。例如明确患有国务院卫生行政部门规定的有碍食品安全疾病的或有明显皮肤损伤未愈合的人员，不得从事接触直接入口食品的工作 |
| 管理制度 | 对特医生产企业至少要求建立的九大类制度，包括进货、原料控制、生产关键环节控制、原料产品的出厂检验、贮存和运输、出厂检验记录、不安全食品召回、安全自查及生产质量管理体系等（各类中具体制度较多，在此不一一列举） |

（六）特医食品的临床应用

特医产品的临床应用，目前尚未正式出台相关监管规定，仅有 2018 年中国医学科学院北京协和医院、航空总医院、四川大学华西医院等作为起草单位的《食品安全国家标准 特殊医学用途配方食品临床应用规范》（征求意见稿），该标准规定了医院、卫生院以及疗养院、门诊部等医疗机构中特医食品的营养诊疗流程及处方管理规范，用于指导临床医生、临床营养师规范应用特殊医学用途配方食品。

（七）特医食品的销售

特医食品的销售环节适用《食品安全法》《食品安全法实施条例》及《食品经营许可管理办法》，尚未出台针对特医食品经营的相关法规。《食品安全法》规定，特医食品中的特定全营养配方食品应当通过医疗机构或者药品零售企业向消费者销售且无须取得食品经营许可。而其他类别的特医食品除了可以在医疗机构和药品零售企业销售外，其他场所如超市、母婴用品店、网店等，法律没有禁止性规定，在这些场所销售需要根据《食品经营许可管理办法》取得营业执照拥有合法主体资格后申请"特殊食品销售"资格。

特医食品销售市场为何如此乱象？由于特医食品适用对象为进食受限、消化吸收障碍、代谢紊乱或者特定疾病状态的人群，并且规定要在医师或临床营养师指导下使用，而征求意见稿《食品安全国家标准 特殊医学用途配方食品临床应用规范》尚未正式出台，也无针对特医食品销售的法规。这意味着在销售方式上，如是否需要凭处方购买特医食品在我国尚未确定。因此实践中产生了特医食品生产经销商向医院输送特医食品，由医生向患者推荐的方式销售。也由于医生、患者对于特医食品的认识缺乏，甚至出现了医生推荐"固体饮料"时误认为向患儿推荐了"特医食品"，又被患者误认为是"特医食品"的情形。根据《中华人民共和国执业医师法》，医师在执业活动中"使用未经批准使用的药品、消毒药剂和医疗器械的"由县级以上人民政府卫生行政部门给予警告或者责令暂停六个月以上一年以下执业活动；情节严重的，吊销其执业证书；构成犯罪的，依法追究刑事责任。但其情形中并未明确特医食品。即便如此，在这样的销售模式下，医生仍然承担了医院制度的处罚、党内警告、行政记过处分、暂停执业活动等较大的职业风险。

在日常经营上，首先，根据《食品安全法实施条例》的规定，特殊食品不得与普通食品或者药品混放销售。其次，2015 年《食品经营许可审查通则（试行）》对于特殊食品的规定：特殊医学用途配方食品销售应当在经营场所划定专门的区域或柜台、货架摆放、销售，并且应当分别设立提示牌，注明"×××销售专区（或专柜）"字样，提示牌为绿底白字，字体为黑体，字体大小可根据设立的专柜或专区的空间大小而定。① 而在食品采购、运输、验收、贮存、分装与包装、销售等经营过程中的食品安全要求应当符合 GB 31621 – 2014《食品安全国家标准 食品经营过程卫生规范》。

在网络销售特医食品方面，适用《食品安全法》《食品安全法实施条例》《网络食品安全违法行为查处办法》中关于特殊食品/特医食品网络销售的规定。根据现行规定，除了适用于特定疾病的特定全营养配方食品，其他类别特医食品可以通过网络销售。如食品生产经营者通过网络销售特定全营养配方食品的，由县级以上地方食品药品监督管理部门处三万元罚款。根据《网络食品安全违法行为查处办法》，入网销售特医食品的食品生产经营者，应当在其经营活动主页面显著位置公示其食品生产经营许可证。通过自建网站交易的食品生产经营者应当在其网站首页显著位置公示营业执照、食品生产经营许可证。相关信息应当画面清晰，容易辨识。特别需要注意的是，网络销售特医食品还应当依法公示产品注册证书或者备

---

① 《食品经营许可管理办法（2017 修正）》第 20 条、第 21 条。

案凭证，持有广告审查批准文号的还应当公示广告审查批准文号，并链接至食品药品监督管理部门网站对应的数据查询页面。

### （八）特医食品的广告

广告问题是特医食品生产企业较为关注的问题，也是实践中容易产生纠纷的领域。根据《食品安全法》的规定，特医食品广告适用《中华人民共和国广告法》和其他法律、行政法规关于药品广告管理的规定。其中的药品广告适用《药品广告审查办法》《药品广告审查发布标准》《药品管理法》及《药品管理法实施条例》关于广告的相关规定。其中，《食品安全法实施条例》中规定，特定全营养配方食品广告按处方药广告审批管理，即只能在国务院卫生行政部门和国务院食品药品监督管理部门共同指定的医学、药学专业刊物上发布广告，不得在大众传播媒介发布广告或者以其他方式进行以公众为对象的广告宣传，而其他类别特殊医学用途配方食品广告按非处方药广告审批管理。①

首先，关于特医食品广告的申请者，特医食品广告批准文号的申请人必须是具有合法资格的特医食品注册证明文件持有人及其授权同意的生产、经营企业。其次，关于特医食品广告的规定与普通食品不同，需要事先审批。申请人应当向特医食品生产企业或者进口代理人等广告主所在地广告审查机关提出。

国家市场监督管理总局令第 21 号《药品、医疗器械、保健食品、特殊医学用途配方食品广告审查管理暂行办法》（以下简称"21 号文"）于 2020 年 3 月 1 日实施，明确规定了进行特医食品广告审批的流程、方式、广告行为规范、罚则等相关要求，具体内容如表 4 - 7 所示。

---

① 2019 年 3 月 26 日国务院第 42 次常务会议修订《食品安全法实施条例》第 37 条。

表4-7 21号文对特殊医学用途配方食品广告内容的要求

| 特殊医学用途配方食品广告内容的要求 | |
|---|---|
| 特殊医学用途配方食品 | 1. 广告的内容应当限于国家市场监督管理总局批准的注册证书和产品标签、说明书为准。特殊医学用途配方食品广告涉及产品名称、配方、营养学特征、适用人群等内容，不得超出注册证书、产品标签、说明书范围；<br>2. 特殊医学用途配方食品广告应当显著标明适用人群、"不适用于非目标人群使用""请在医生或者临床营养师指导下使用" |
| 广告内容要求 | 应当：<br>1. 显著标明广告批准文号；<br>2. 显著标明的内容，其字体和颜色必须清晰可见、易于辨认，在视频广告中应当持续显示。<br>不得：<br>1. 使用或者变相使用国家机关、国家机关工作人员、军队单位或者军队人员的名义或者形象，或者利用军队装备、设施等从事广告宣传；<br>2. 使用科研单位、学术机构、行业协会或者专家、学者、医师、药师、临床营养师、患者等的名义或者形象作推荐、证明；<br>3. 违反科学规律，明示或者暗示可以治疗所有疾病、适应所有症状、适应所有人群，或者正常生活和治疗病症所必需等内容；<br>4. 引起公众对所处健康状况和所患疾病产生不必要的担忧和恐惧，或者使公众误解不使用该产品会患某种疾病或者加重病情的内容；<br>5. 含有"安全""安全无毒副作用""毒副作用小"；明示或者暗示成分为"天然"，因而安全性有保证等内容；<br>6. 含有"热销、抢购、试用""家庭必备、免费治疗、免费赠送"等诱导性内容，"评比、排序、推荐、指定、选用、获奖"等综合性评价内容，"无效退款、保险公司保险"等保证性内容，怂恿消费者任意、过量使用药品、保健食品和特殊医学用途配方食品的内容；<br>7. 含有医疗机构的名称、地址、联系方式、诊疗项目、诊疗方法以及有关义诊、医疗咨询电话、开设特约门诊等医疗服务的内容；<br>8. 法律、行政法规规定不得含有的其他内容 |

（九）特医食品纳入医保

早在2014年，山西将苯丙酮尿症纳入新农合大病救助范围，将患者所需的医疗费用和特殊食品纳入补偿，按每人每年1.2万元费用的70%予以补偿。2015年，山西将苯丙酮尿症病患所需的特殊食品纳入城镇居民医保补偿范围。

2019年3月28日，浙江省医保局、财政厅、卫健委联合印发浙医保联发〔2019〕2 号《关于做好苯丙酮尿症特殊治疗食品医疗保障工作的通知》（以下简称《通知》），将罕见病苯丙酮尿症特殊治疗食品纳入保障范围，切实减轻患者家庭医药费用负担。2019 年 8 月 8 日，浙江药械采购中心下发《关于苯丙酮尿症特殊治疗食品挂网采购的通知》，将符合要求的 8 款苯丙酮尿症特殊治疗食品（其中包含特医食品）纳入浙江挂网采购。[①] 支付标准按照费用共担原则，实行定额支付，具体为：0～1 岁患者，每年医保统筹基金最高支付 0.8 万元；1 岁（含）～10 岁患者，每年医保统筹基金最高支付 1 万元；10 岁（含）以上患者，每年医保统筹基金最高支付 1.2 万元。对符合规定的困难患者，由医疗救助再给予适当援助。

特医食品经过医保谈判纳入医保统筹支付，并进入药品集采平台挂网采购，在食品领域创下先河，这也与特医食品适用人群的特殊性有关。

## 二、婴幼儿配方食品

婴幼儿配方奶粉作为婴幼儿重要的营养来源，对婴幼儿生长发育起着关键的作用。但在近 10 年间连续的几起奶粉事件让广大消费者对国产奶粉的信心跌入谷底：2008 年的三鹿奶粉被检出三聚氰胺导致数万婴幼儿患上肾结石、南山奶粉被检出致癌物黄曲霉素 $M_1$、2009 年味全婴幼儿奶粉检出致病菌等。从 2008 年三鹿奶粉事件之后的 10 年间，我国对于婴幼儿配方奶粉的监管更加严格，我国政府陆续颁布了一系列婴幼儿配方奶粉监管制度。

目前，婴幼儿配方奶粉由国家市场监管总局监管。《食品安全法》

---

① 子非鱼：《8 款特医食品，经医保谈判后，纳入挂网采购，零加成销售！》，载"搜狐网"，https：//www.sohu.com/a/333022217_ 120052853，最后访问日期 2020 年 6 月 14 日。

2015 年修订后，提出婴幼儿配方乳粉的产品配方应当经国务院食品药品监督管理部门注册，至此，中国率先成为婴幼儿乳粉配方施行注册制的国家。之后相关法规如《婴幼儿配方乳粉产品配方注册管理办法》规定了注册详细事宜，并规定自 2018 年 1 月 1 日起，在我国境内生产或向我国境内出口的婴幼儿配方乳粉应当依法取得婴幼儿配方乳粉产品配方注册证书，并在标签和说明书中标注册号。

（一）婴幼儿配方食品的界定

《食品安全法》第七十四条规定，国家对保健食品、特殊医学用途配方食品和婴幼儿配方食品等特殊食品实行严格监督管理。婴幼儿配方食品作为三大特殊食品之一，实行严格的监管制度。对于婴幼儿配方食品，目前法律法规中虽未有直接明确的定义，但我们能从其法规体系、注册生产相关规范中了解到其概念。总体而言，婴幼儿配方食品分为婴幼儿乳粉和婴幼儿辅助食品，如图 4－8 所示。

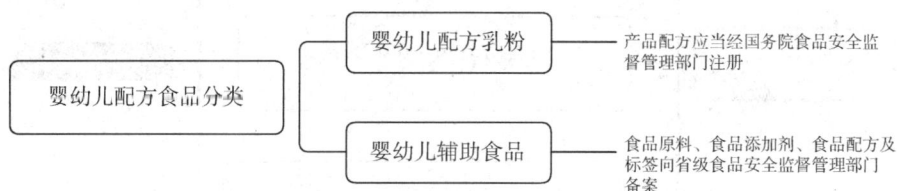

婴幼儿配方食品分类

婴幼儿配方乳粉 —— 产品配方应当经国务院食品安全监督管理部门注册

婴幼儿辅助食品 —— 食品原料、食品添加剂、食品配方及标签向省级食品安全监督管理部门备案

图 4－8 婴幼儿配方食品分类

1. 婴幼儿配方乳粉

婴幼儿配方乳粉是指符合相关法律法规和食品安全国家标准要求，以乳类及乳蛋白制品为主要原料，加入适量的维生素、矿物质和（或）其他成分，仅用物理方法生产加工制成的粉状产品，适用于正常婴幼儿食用。

关于婴幼儿配方乳粉，在 2016 年 10 月 1 日实施的《婴幼儿配方乳粉产品配方注册管理办法》第九条中规定，同一企业申请注册两个以上同年龄段产品配方时，产品配方之间应当有明显差异，并经科学证实。每个企业原则上不得超过3个配方系列9种产品配方，每个配方系列包括婴儿配方乳粉（0~6月龄，1段）、较大婴儿配方乳粉（6~12月龄，2段）、幼儿配方乳粉（12~36月龄，3段）。另外，《婴幼儿配方乳粉生产许可审查细则（2013版）》第一部分适用范围中规定："本细则适用于企业申请使用牛乳或者羊乳及其加工制品（乳清粉、乳清蛋白粉、脱脂乳粉、全脂乳粉等）和植物油为主要原料，加入适量的维生素、矿物质和其他辅料，按照法律法规及标准所要求的条件，加工制作供婴幼儿食用的婴儿配方乳粉（0~6月龄，1段）、较大婴儿配方乳粉（6~12月龄，2段）和幼儿配方乳粉（12~36月龄，3段），对企业生产条件的审查及其许可生产产品的检验。"

由此可见婴儿配方乳粉的分类如图4-9所示。

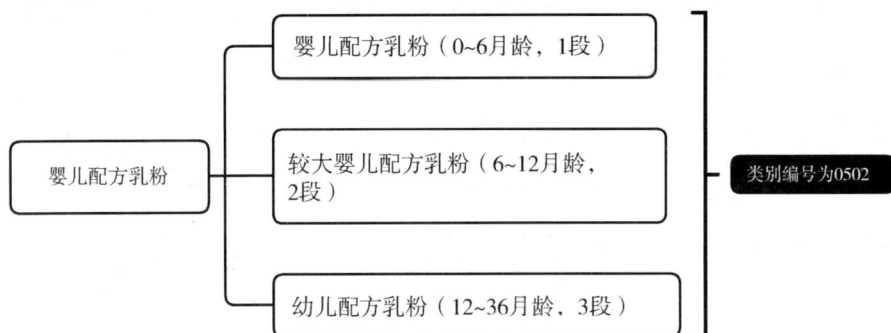

图4-9 婴幼儿配方乳粉分类

2. 婴幼儿辅助食品

关于婴幼儿辅助食品，在《婴幼儿辅助食品生产许可审查细则（2017版）》第一条中规定："本细则适用于婴幼儿辅助食品的生产许可条件审查。细则中所称婴幼儿辅助食品，是指供给6~36月龄婴幼儿食用的婴幼儿谷类辅助食品和婴幼儿罐装辅助食品以及6~36月龄婴幼儿及37~60月龄儿童食用的辅食营养补充品。本细则不适用于婴幼儿配方食品。"婴幼

（2）划竿

划竿材质为复合材料，由两节竿体组成，每节竿体 2.25m。划竿总长 4.5m（±0.005m），直径 0.04m（±0.005m），重 3.5kg（±0.5kg），如图 5-7 所示。

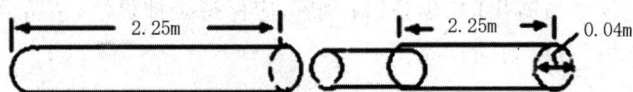

图 5-7　划竿示意图

（3）航道牌

航道牌高 30cm、宽 20cm，置于竹漂前端 5cm 处，航道牌上标有相应航道的编号。

（三）运 动 员

1.具备条件

参加独竹漂竞速运动的运动员需身体健康，且能够着装游超过 100m 的距离。

2.比赛服装

参加独竹漂竞速运动的运动员需着深色运动服装、赤足，且比赛服装上需带比赛编号。

（四）比 赛 通 则

1.项目设置

独竹漂竞速运动比赛的项目设置主要有两种：①男女直道竞速 60 米、100 米、250 米；②根据举办地的实际情况，设置相关比赛，如接力赛、表演赛、顺流赛、横渡赛等。

2.检录

参加独竹漂竞速运动比赛的运动员须按规定时间参加检录；检录完成后，运动员到指定地方等候参赛；运动员凳漂后，按裁判员指令到起点处准备出发。

3.出发

参加独竹漂竞速运动比赛的运动员必须在赛前 3 分钟,将竹漂划到起点线处准备比赛;赛前 1 分钟,运动员需听从取齐员指挥,配合竹漂取齐;运动员在听到发令员喊出的"预备"口令后,应保持全神贯注,待听到发令员喊出"划"口令后,可以划动竹漂。

4.途中

参加独竹漂竞速运动比赛的运动员必须全程在自己的航道内,竹漂、划竿不得逾越航道线;落水运动员可原处凳漂继续比赛,但不得干扰其他运动员。

5.到达终点

参加独竹漂竞速运动比赛的运动员必须以其竹漂前端抵达终点线垂直面,方可视为到达终点。

6.名次与成绩

(1)名次
根据运动员竹漂达到终点的先后顺序确定名次。
(2)成绩
从发令员发出"划"的指令至运动员到达终点所用的时间,即为运动员的比赛成绩。

(五)犯规及罚则

出现以下几种情况给予黄牌警告,一张黄牌即为抢划一次:①检录后不听从裁判员统一安排,出现随意离岸或离岸又靠岸情况;②赛前 2 分钟仍未做好出发准备。

比赛抢划即为犯规,第一次抢划给予黄牌警告,第二次抢划取消比赛资格;每组比赛最多给予两次起划机会,若发令员组织第二次起划时发生抢划犯规,该组不再被召回,比赛继续进行。

出现以下几种情况给予红牌,取消比赛资格:①携带比赛不允许的物品参与比赛,且不听监督员与裁判员的劝告;②划入其他航道,影响其他运动员正常比赛;③干扰、阻碍其他运动员正常比赛;④落水后未在本航道凳漂;⑤不是在本航道过的终点线;⑥器材短缺或人与竹漂分离。

（六）弃权与申诉

1.弃权

独竹漂竞速运动中，出现以下情况即为弃权，同时取消运动员的比赛资格：①未在规定的时间内参与检录；②因个人原因中途退赛。

2.申诉

参加独竹漂竞速运动比赛的运动员，如果对比赛的成绩存有异议，需在成绩公布后的 30 分钟内，由领队向仲裁委员会提交书面申诉，缴纳申诉费。仲裁委员会裁定的结果即为比赛的最终结果，申诉成功，退还申诉费用，申诉失败，申诉费用不予退还。

## 二、独竹漂竞速运动的裁判法

（一）裁判员应具备的条件

一名合格的独竹漂竞速运动比赛裁判员，应具备以下几个方面的条件：其一是贯彻好促进民族团结和增进社会和谐的比赛要求，其二是精通独竹漂竞赛规则，其三是熟练掌握独竹漂竞赛裁判方法，其四是有高度的组织性，其五是对运动员热心、耐心。

（二）裁判人员及其职责

1.裁判人员

独竹漂竞速运动比赛设总裁判长 1 人，副总裁判长 1～2 人；各裁判组设裁判长 1 人，裁判员若干；根据比赛具体情况，设如图 5-8 所示的裁判组。

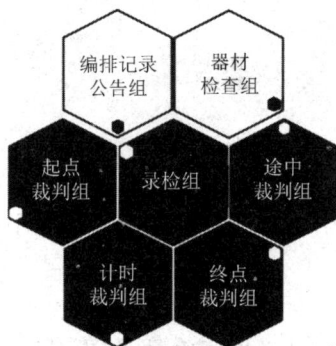

图 5-8　裁判组设置

2.裁判人员职责

(1)总裁判长

总裁判长的职责主要包括以下几点:①全面负责整个赛事的裁判工作;②根据比赛的规程规定处理比赛中出现的有关问题;③有权对蓄意犯规或干扰其他运动员正常比赛的运动员提出警告或取消其比赛资格;④因器材问题或不可抗拒原因导致比赛中断时,总裁判长确定重新比赛的相关规程,规程不能与独竹漂竞速运动总章程冲突;⑤赛前对比赛的场地、器材、相关设备等进行必要的检查;⑥当天气比较恶劣,影响比赛的正常进行时,总裁判长有权暂停比赛;⑦对比赛中出现裁判员判定不一致的情况,总裁判长有权暂停比赛,然后将出现争议问题的裁判组成员召集起来,协商解决;⑧比赛的最终成绩由总裁判长核实签名,签名之后成绩生效。

(2)副总裁判长

副总裁判长的职责主要包括以下几点:①协助总裁判长完成整个赛事的裁判工作,对总裁判长负责;②当总裁判长不在比赛现场时,代理总裁判长履行相关的职责。

(3)编排记录公告组

编排记录公告组主要由 1 名编排记录长和 2～3 名编排员组成,其职责主要包括以下几点:①编排记录长负责领导、安排编排记录员完成相关工作;②编排记录员在记录长的领导下,履行如图 5-9 所示的职责;③比赛结束后,编排记录长将比赛名次、成绩交于总裁判长。

```
                              编制竞赛日程

                              编制竞赛分组表

                              编制秩序册

                              组织竞赛分组抽签
         编排记录员
                              记录和公布比赛成绩

                              编排后续比赛秩序

                              编排成绩公告

                              印发成绩册
```

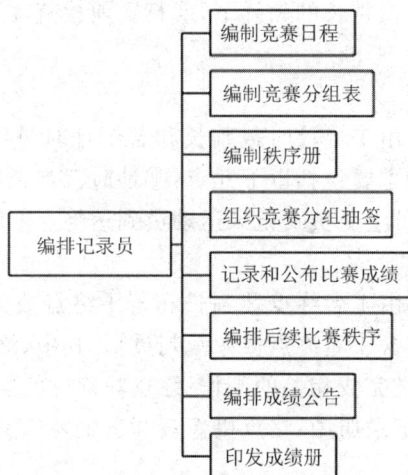

图 5-9　编排记录员的职责

（4）器材检查组

器材检查组主要由 1 名器材检察长和若干检察员组成（检查员人数不少于航道数），其职责主要包括以下几点：①器材检察长领导、安排检查员完成相关工作；②器材检查员在检查长的领导下，履行检查器材、发放和回收器材、检查到达终点后的运动员是否带违规物品的职责。

（5）检录组

检录组主要由 1 名检录长和若干检录员组成（检录员人数不少于航道数），其职责主要包括以下点：①检录长领导、安排检录员完成相关工作；②检录员在检录长的领导下，履行检查和布置检录登漂处、核定运动员参赛人数、负责运动员抽签、确定航道和竹漂号的职责。

（6）起点裁判组

起点裁判组由 1 名起点裁判长、1 名助理发令员、1 名取齐员和若干起点裁判员组成（起点裁判员不少于航读数）。其中，起点裁判长主要负责领导和安排助理发令员、取齐员、起点裁判员完成相关工作；助理发令员主要负责协助起点裁判长观察运动员的犯规情况并与终点保持联系；取齐员的主要职责是指挥运动员取齐竹漂，并在取齐后告知起点裁判长；起点裁判员的主要职责有两个，其一是协助取齐员取齐竹漂，其二是协助起点裁判长观察运动员的犯规情况。

（7）途中裁判组

途中裁判组主要由 1 名途中裁判长和 2～3 名途中裁判员组成，其职责主要包括以下几点：①途中裁判长领导、安排途中裁判员完成相关工作；

②途中裁判员在途中裁判长的领导下,履行赛前检查赛道情况、赛中观察运动员犯规情况的职责。

（8）计时裁判组

计时裁判组主要由1名计时裁判长和若干计时员组成（技术员人数不少于航道数）,其职责主要包括以下几点:①计时裁判长领导、安排计时员完成相关工作;②计时员主要负责记录运动员到达终点的时间。

（9）终点裁判组

终点裁判组主要由1名终点裁判长和若干终点裁判员组成（裁判员人数不少于航道数且需含1名终点摄像裁判员）。其中,终点裁判长的职责主要是领导、安排裁判员完成相关的工作;终点裁判员的职责是判定运动员的名次,并填入相应的记录册中;终点摄像裁判员主要负责摄录运动员通过终点的情况。

（三）裁判工作流程

1.接受报名及编排

承办单位在接受运动员报名之后,应尽快做好相应的编排工作,具体来说,主要包括以下几点内容:其一,认真清理报名表,按照比赛章程核对报名表,发现问题及时与报名单位联系;其二,根据比赛的总章程先编排竞赛日程,然后按报名情况对运动员进行分组编排;其三,将编排文件交由总裁判长审核;其四,总裁判长审核无误后,签署意见、署名,并将审核结果告知承办单位,以便打印秩序册。

2.裁判员报到

裁判员报到具体包括以下几个方面的内容:其一,裁判员在接到通知后,应在规定时间内到大会报到;其二,裁判员报到后应遵从总裁判长分配的具体工作,并参加各裁判组组织的学习活动;其三,熟悉场地;其四,参加赛前有关会议;其五,清点裁判器材。

3.比赛期间的工作内容

比赛期间的工作内容主要包括以下几点:①编排记录组在赛前（至少两个小时）将当天的比赛分组送给检录组;②检录裁判员赛前30分钟抽取航道;③裁判员赛前15分钟核对运动员身份,赛前10分钟将运动员领至登竹漂处;④途中裁判员负责监管比赛全过程,在运动员离开起点后,在后面缓慢跟随;⑤起点裁判员与终点裁判员确定联系的信号畅通;⑥起点裁判员发号指令前,需对运动员进行点名;⑦竹漂过终点时,计时裁判员做好记录工作,并与终点裁判员核对名次;⑧竹漂过终点后,途中裁判员举旗向终点裁判员示意,若运动员有犯规情况举红旗,无问题举白旗;⑨所有竹漂通过终点后,返回起点,比赛结束;⑩计时裁判员与终点裁判员认真核对运动员的比赛成绩,核实无误后交给总裁判长,总裁判长签字后,将比赛总成绩复印三份,分别送至广播、编排、公告处。

### (四)竞赛裁判器材及竞赛编排

#### 1.竞赛裁判器材

不同的裁判组所使用的裁判器材不尽相同,具体的竞赛裁判器材使用情况如表 5-6 所示。

表 5-6　竞赛裁判器材的使用情况

| 裁判组 | 器材 | 数量 |
|---|---|---|
| 编排记录组 | 电脑 | 1 台 |
| | 直尺 | 1 把 |
| | 打印机 | 1 台 |
| | 对讲机 | 1 台 |
| | 复印机 | 1 台 |
| | 笔、纸 | 若干 |
| 检录组 | 对讲机 | 1 台 |
| | 抽签用具 | 1 台 |
| | 引导标志 | 1 套 |
| | 音响设备 | 1 套 |
| | 桌、椅 | 若干 |
| 器械检查组 | 对讲机 | 1 台 |
| | 钢尺 | 2 把(10m) |
| | 电子秤 | 1 台 |
| | 绳子 | 若干 |
| | 修理工具 | 若干 |

**续表**

| 裁判组 | 器材 | 数量 |
|---|---|---|
| 起点裁判组 | 对讲机 | 2台 |
| | 音响设备 | 1套 |
| | 发令设备 | 1套 |
| | 红、白旗 | 各1面 |
| | 夹板 | 1块 |
| | 笔 | 1支 |
| 途中裁判组 | 对讲机 | 2台 |
| | 摩托艇 | 2艘 |
| | 红、白旗 | 各2面 |
| | 夹板 | 2块 |
| | 笔 | 2支 |
| 终点裁判组 | 对讲机 | 1台 |
| | 红、白旗 | 各1面 |
| | 夹板 | 若干 |
| | 笔 | 若干 |
| 计时裁判组 | 对讲机 | 1台 |
| | 秒表 | 若干 |
| | 夹板 | 若干 |
| | 纸、笔 | 若干 |

2.竞赛编排

独竹漂竞速运动的竞赛编排方式有很多种,这里主要以 6 个航道为例进行竞赛编排。在具体的 6 个航道竞赛中,有 7～12 人参赛、13～18 人参赛、19～24 人参赛、25～30 人参赛几种情况,这里主要对 7～12 人参赛的竞赛编程进行简单介绍,具体内容如表5-7所示。

表 5-7　7～12 人参赛的竞赛编程

| 预赛 | 航道 | 半决赛 | 航道 | 决赛 | 航道 |
|---|---|---|---|---|---|
| 预赛一组 | | | | 决赛 1～6 名 | |
| 1 | | 半决赛一组 | | 预赛一组第 1 名 | 3 |
| 2 | | 预赛第 3 名 | 3 | 预赛一组第 2 名 | 4 |
| 3 | 抽签 | 预赛第 5 名 | 4 | 半决赛第 1 名 | 2 |
| 4 | | 预赛第 7 名 | 2 | 半决赛第 2 名 | 5 |
| 5 | | 预赛第 9 名 | (5) | 半决赛第 3 名 | 1 |
| 6 | | 预赛第 11 名 | (1) | 半决赛第 4 名 | 6 |
| 预赛二组 | | | | 名次赛(7～12 名) | |
| 1 | | 半决赛二组 | | 半决赛第 5 名 | 3 |
| 2 | | 预赛第 4 名 | 3 | 半决赛第 6 名 | 4 |
| 3 | 抽签 | 预赛第 6 名 | 4 | 半决赛第 7 名 | 2 |
| 4 | | 预赛第 8 名 | (2) | 半决赛第 8 名 | 5 |
| (5) | | 预赛第 10 名 | (5) | 半决赛第 9 名 | 1 |
| (6) | | 预赛第 12 名 | (1) | 半决赛第 10 名 | 6 |

　　预赛两组,每组第一名进入决赛;半决赛两组,每组前两名进决赛。其中,预赛两组中成绩最好的运动员排入决赛 3 道,次之排入 4 道;半决赛两组中,根据前四名运动员成绩的先后顺序,依次将其排入决赛的 2 道、5 道、1 道和 6 道。

# 第六章　高脚竞速运动的科学化训练

高脚竞速运动是少数民族传统体育大家庭的重要成员,本章着眼于高脚竞速运动的科学化训练,在简要介绍高脚竞速运动的基础上,对高脚竞速运动的基本技术进行细致分析,对高脚竞速运动的教学与训练法进行深入研究,对高脚竞速运动的身体与心理素质训练进行有益探索,并对高脚竞速运动的竞赛规则与裁判法进行科学梳理。

## 第一节　高脚竞速运动概述

高脚竞速运动是一项在田径场上进行的技术要求复杂的运动,具有鲜明的对抗性、趣味性、观赏性。本节主要对高脚竞速运动进行简要介绍,并对高脚竞速运动的形式与特征进行梳理和总结,对高脚竞速运动的审美价值与欣赏进行分析和研究。

### 一、高脚竞速运动介绍

高脚竞速运动又叫"高脚马""踩高跷""吉么列""骑竹马"等,主要流行于南方少数民族地区,是一项有着悠久历史的民族传统体育项目。

在原始社会,人们在腿上绑上木棍以增加身高,采摘高处的野果,闲暇时也会以这样的形式开展娱乐活动,这就是最早的高脚活动。后来,高脚活动不断发展演变,逐渐成为一种技艺表演项目,成为高脚竞速运动。

高脚竞速运动作为一项民间传统体育运动,在民间有着广泛的群众基础。《后汉书·郭汲传》中"郭汲始至行部,到西河美稷,有儿童数百,各骑竹马,道次迎拜",描绘的就是人们用骑竹马迎接贵宾的场景;众所周知的"青梅竹马"就是来自李白的"郎骑竹马来,绕床弄青梅"。这里所提到的"竹马"就是高脚竞速运动所用的器材"高脚马"。

"高脚马"由竹子、木条或其他硬质材料制作而成,不限制高脚杆的高度,但可以在 30～40 厘米高处加制踏蹬。在具体使用时,人蹬在踏蹬上,手脚相互配合,左右脚交替向前、后、左、右方向行进。

现代高脚竞速运动的运动方式主要有固定型和手握型两种。固定型是将高脚杆捆绑固定在脚腿上进行竞速活动,这种运动方式能够解放双手,使手可以自由活动,进行各种各样的表演,但其也有一定的弊端,即上下不方便,不灵活,难度也比较大;手握型是脚踩在踏蹬之上进行竞速活动,这种运动方式上下比较方便、灵活,其缺点也比较突出,即人和高脚马结合不牢,且双手都要用来握杆,不能进行相应的表演活动。总体而言,固定型高脚竞速运动在我国北方比较流行,而手握型高脚竞速运动主要流行于我国南方各省,是南方少数民族人们喜爱的项目。

## 二、高脚竞速运动的形式与特征

### (一)高脚竞速运动的形式

#### 1.高脚竞速运动的主要形式

作为全国性的民族传统体育项目,高脚竞速运动通常在田径场上进行。高脚竞速运动主要有两种,一种是竞速,即比谁跑得快;一种是对抗,又叫撞架,即谁能在规则允许范围内将对方从高脚马上撞下并保持自己不掉下高脚马,谁就是获胜者。

#### 2.高脚竞速运动的其他形式

除了竞速和对抗外,高脚竞速运动还有越野、障碍、竞艺等形式,具体如表 6-1 所示。

表 6-1　高脚竞速运动的其他形式

| 形式 | 内容 |
|---|---|
| 越野 | 在郊外赛跑,需过溪沟、沼泽、沙滩、树林等 |
| 障碍 | 竞速途中设有障碍 |
| 竞艺 | 在不下马情况下,比姿势的数量、优美程度、难度等 |

（二）高脚竞速运动的特征

1.灵活性和协调性

高脚竞速运动要求运动员具备极高的灵活性和协调性。

高脚竞速运动中的"上马"和"下马"都对运动员的灵活性有着较高的要求，运动员日常的"上马"训练和"下马"训练能够在很大程度上提高运动员的灵敏素质，经过长期训练，运动员的灵活性能够得到极大的增强。

除了灵活性之外，高脚竞速运动要求运动员在高脚马上控制身体平衡，从而获得理想的运动速度，因而其要求运动员有较高的协调性，通过高脚竞速运动的"马上"训练，运动员能够获得极强的协调能力，也能够提高四肢力量和躯干力量。

2.技艺性和娱乐性

高脚竞速运动训练和比赛一方面能够给运动员带来操作上和速度上的成就感与愉悦感，另一方面也能给观赏者带来视觉上的享受，这都是由高脚竞速运动的技艺性和娱乐性决定的。

具体来说，高脚竞速运动的"马上"高速奔跑和"马上"激烈竞争，以及竞速、对抗、越野、障碍、竞艺等娱乐方式，都能够充分体现高脚竞速运动的技艺性和娱乐性。

3.经济性和实效性

高脚竞速运动的设备简单易制作，既经济又实用，而且高脚竞速运动在每个季节都可以进行，高脚竞速运动随时随地都可以开展，是备受广大少数民族喜爱的一项民族传统体育项目，具有一定的经济性和实效性特征。

4.运动员身体素质的综合性

高脚竞速运动是一项集技术性、危险性等于一身的民族传统体育项目，其不但要求运动员有较高的技艺，还要求运动员具备多方面的综合素质，因而具备运动员身体素质的综合性特征。具体来说，高脚竞速运动要求运动员具备如图 6-1 所示的几项素质。

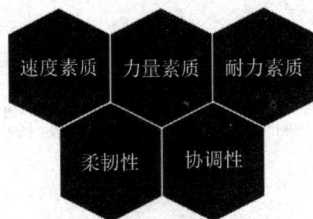

图 6-1　高脚竞速运动要求运动员具备的身体素质

5.运动形式的同顺性和安全性

高脚竞速运动要求运动员双手双脚配合,左手配合左脚前行,右手配合右脚前行,因而具备运动形式的同顺性特征。

由于高脚竞速运动是在高脚马上进行的,而且具有同顺性特征,一旦运动员出现动作技术不合理、身体行进有偏差、力量状态不佳等情况,就极有可能出现掉马受伤的危险情况,因而需要运动员极为注重安全性。

## 三、高脚竞速运动的审美价值与欣赏

### (一)高脚竞速运动的审美价值

高脚竞速运动的审美价值主要体现在健康美、形体美、构造美、精神美、艺术美、竞争美等方面,下面对其进行具体分析。

1.健康美

所谓健康美,指的是高脚竞速运动能够给人带来健康之美,这是高脚竞速运动赋予人的本质之美,是人类宝贵的财富。

高脚竞速运动的健康美是形体美的基础,其主要包括两个方面,一是高脚竞速运动能够促进运动员的身体健康,二是高脚竞速运动能够培养运动员健康的心理。

2.形体美

所谓形体美,指的是高脚竞速运动能够直观地展现人的形体之美,这是一种洋溢着旺盛生命力的美,是最动人的美。高脚竞速运动形体美主要体现在如图 6-2 所示的几个方面。

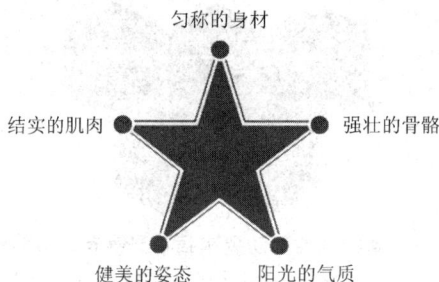

图 6-2　高脚竞速运动的形体美

3.构造美

所谓构造美,指的是高脚竞速运动动作技术的构造之美,这是一种遵循人体科学发展规律的美,能够给人带来赏心悦目的感觉。高脚竞速运动的构造美主要体现在如图 6-3 所示的几个方面。

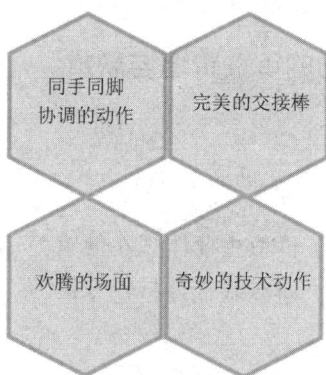

图 6-3　高脚竞速运动的构造美

4.精神美

所谓精神美,指的是高脚竞速运动赋予人无限活力和精神享受之美,其具体体现在以下两个方面。

第一,高脚竞速运动能够使运动员朝气蓬勃、精神饱满,拥有无限的精神活力,使观赏者感受到运动员拼搏精神所带来的心灵净化和震撼。

第二,高脚竞速运动是一种讲究"友谊第一,比赛第二"的运动,运动员们在田径场上奋勇拼搏,争创佳绩,但并不是对比赛斤斤计较,在一场比赛结束后,失败者会真诚祝福胜利者,胜利者也会主动安慰失败者,这其中所蕴含的是高脚竞速运动尊重对手、尊重比赛的运动精神之美。

### 5.艺术美

所谓艺术美,指的是高脚竞速运动中展示出的艺术魅力。高脚竞速运动是一项历史悠久的民族传统体育项目,也是一项独特的艺术,其艺术美主要是通过人的自然实体来表现和阐释的。自高脚竞速运动诞生以来,少数民族人民不断对其进行创新探索,追求突破和挑战人类极限,将高脚竞速运动的艺术美发挥得淋漓尽致。

### 6.竞争美

所谓竞争美,指的是高脚竞速运动比赛对抗之中体现的竞争之美。竞争是高脚竞速运动发展的动力所在,其以高脚竞速运动的竞赛规则为评判尺度,不论资排辈,不顾及私情,只注重运动员当下所展示出来的实力,不以运动员的过往成绩论英雄,因此运动员必须通过技术和战术的较量去战胜对手,通过时空的激烈争夺去赢得比赛。

高脚竞速运动的竞争美是通过比赛时运动员的相互对抗体现出来的,竞争对手的实力越接近,他们之间的竞争就越激烈,运动员的体能、技能、智慧等就展示得越充分,竞争的审美价值就越高。

## (二)高脚竞速运动的欣赏角度

高脚竞速运动是少数民族传统文化的体现,有着深厚的文化底蕴,具有丰富的审美价值,能够给人以视觉冲击和精神享受,需要人们用心去欣赏。

高脚竞速运动是一项高尚的、文明的活动,具体的欣赏角度如图6-4所示。

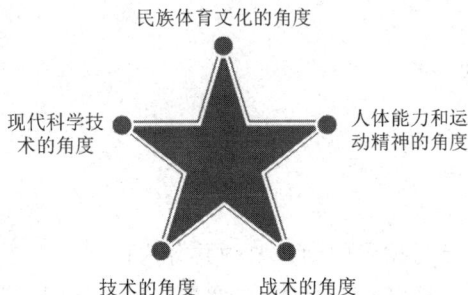

图 6-4 高脚竞速运动的欣赏角度

# 第二节  高脚竞速运动的基本技术

高脚竞速运动技术训练是一个循序渐进的过程，不能一开始就追求高难度技术，而是需要从最基本的技术训练开始。高脚竞速运动的基本技术主要包括握持技术、上马技术、下马技术、走马技术、跑马技术、交接马技术、跑动技术等，下面对其进行具体分析。

## 一、握持技术

### （一）动作要领

高脚竞速运动的握持技术指的是握持高脚杆的技术，具体的动作要领是将高脚杆竖立在身体前，两根高脚杆之间的距离约为 50 厘米；两脚开立，两脚之间的距离大致与肩膀的宽度相同；左右两只手虎口朝上分别握紧同侧高脚杆，握杆高度大致和肩膀的高度一样；两眼平视前方，目光坚定；在同伴的辅助下或独自完成双手握持高脚杆、双脚蹬踏蹬动作。

### （二）训练方法

高脚竞速运动握持技术的常用训练方法是双手正握器械，用双脚的前脚掌蹬踏蹬，并且保持高脚杆在脚尖前。

## 二、上马技术

### （一）动作要领

高脚竞速运动上马技术的动作要领共分为以下三个步骤。

第一步是将高脚杆竖立在身体前，两根高脚杆之间的距离比肩稍窄；两脚开立，与肩同宽；左右两只手虎口朝上分别握紧同侧高脚杆，握法为拇指分开，其余四指并拢。

第二步是提起一只脚踏入踏蹬，紧接着另一只脚快速蹬离地面，迅速、准确地踏入踏蹬。

第三步是上马之后的平衡动作,即左右双手配合同侧双脚握紧高脚杆,身体稍向前倾,使身体与高脚马保持平衡。

(二)重点与难点

高脚竞速运动上马技术的重点与难点是一样的,即保持身体重心与高脚马纵横线的一致,以维持身体平衡,并获得较高的运动速度。

(三)训练方法

高脚竞速运动上马技术的训练方法主要有以下几种。

第一,一个人站在训练者前方握持高脚杆中上部作为辅助,训练者按照要求做上马技术动作训练。

第二,一个人站在训练者后方,扶住训练者髋部,辅助训练者进行上马技术动作训练。

第三,训练者握持高脚杆,背靠墙壁站立,借助墙壁完成上马动作,站稳后移动高脚杆下端,使其向墙壁方向移动,直至身体重心完全落在高脚杆上,以此逐渐减少靠墙力量,完成上马技术动作训练。

第四,训练者握持高脚杆,背靠墙壁站立,借助墙壁完成上马动作,站稳后向前移动身体,使身体重心逐渐向前,最终完全落在高脚杆上,以此离开墙壁,平稳站立,完成上马技术动作训练。

第五,用和踏蹬同样高度的台阶或凳子作为辅助工具,站在台阶或凳子上,完成上马技术动作训练。

## 三、下马技术

高脚竞速运动下马技术的动作要领是左右两只手握紧高脚杆上端,先将一只脚从踏蹬上扯下来,着地后下另一只脚,两脚全部撑地后,站稳,保持身体平衡即可。

高脚竞速运动下马技术的训练方法与上马技术的训练方法基本相同,此处不再赘述。

## 四、走马技术

### （一）动作要领

高脚竞速运动走马技术的动作要领是左右两只手紧握高脚杆上端，保持身体平衡直立或稍向前倾，高脚杆不能晃动，也不能旋转；两眼平视前方，目光坚定；先抬起一条腿前迈，另一条腿支撑，再抬起另一条腿前迈并换支撑腿；左右两条胳膊配合同侧腿上提、下放，保持协调一致。

### （二）重点与难点

高脚竞速运动走马技术的重点与难点相同，主要体现在三个方面：①靠前的高脚杆要稍向前倾；②左右手臂和同侧腿要协调一致；③膝关节放松，在向上抬起时尤其不能紧绷。

### （三）训练方法

高脚竞速运动走马技术的训练方法主要有以下几种。

第一，原地无器械做模仿走马动作训练，训练者要在训练过程中认真体会左右手臂和同侧臀、腿的协调配合。

第二，左右双手握持高脚杆，双脚不上踏蹬，原地做模仿走马动作训练，主要训练走马时的手臂动作和腿部动作。

第三，靠墙上高脚马，依托墙壁支撑，做原地踏步训练。

第四，一个人站在训练者前方握持高脚杆中上部，帮助训练者按照要求做走马技术动作训练。

第五，一个人站在训练者后方，扶住训练者髋部，辅助训练者进行走马技术动作训练。

第六，左右双手握持高脚杆，双脚上马，做小步走马训练。

第七，左右双手握持高脚杆，双脚上马，做大步走马训练。

第八，左右双手握持高脚杆，双脚上马，做后退走马训练。

第九，左右双手握持高脚杆，双脚上马，做交叉步走马训练。

第十，左右双手握持高脚杆，双脚上马，做上下坡、上下台阶以及过障碍训练。

第十一，左右双手握持高脚杆，双脚上马，进行马上踢足球训练。

第十二，左右双手握持高脚杆，双脚上马，在高脚杆上负重，做负重走马训练。

## 五、跑马技术

### (一)动作要领

高脚竞速运动跑马技术的动作要领主要包括以下几点。

第一,摆动腿要尽可能抬高,和摆动腿同侧的手臂也要配合摆动腿,尽力提高脚杆;同时,支撑腿用力后蹬,使高脚杆和地面的夹角尽可能地减小,以最大限度地缩短腾空时间,减小身体起伏,和支撑腿同侧的手臂也要配合支撑腿用力向后并下压。

第二,左右两只手要紧紧抓住高脚杆,努力使身体保持稳定,注意高脚杆不能旋转晃动。

第三,上半身要保持正直或稍前倾,两眼平视前方,目光坚定,不能低头、弓背。

第四,弯道跑时要控制好高脚杆和身体向内倾斜的角度,以此获得跑马所需的向心力,从而较好地保持稳定的跑马速度。

### (二)重点与难点

高脚竞速运动跑马技术的重点与难点是一样的,主要包括两个方面:①摆动腿要尽可能地抬高;②在摆动腿抬高的同时,同侧手臂要前提,和摆动腿保持一致。

### (三)训练方法

高脚竞速运动跑马技术的训练方法有很多,具体如图 6-5 所示。

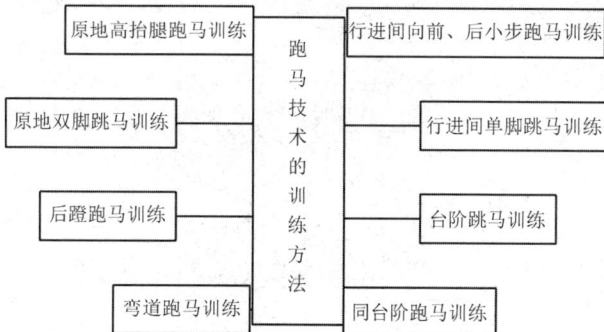

图 6-5　跑马技术的训练方法

## 六、交接马技术

### (一)动作要领

高脚竞速运动交接马技术需要接马运动员和交马运动员的密切配合，具体的动作要领如下所述。

1.接马运动员的动作要领

接马运动员的动作要领是左右两手臂向侧后伸出；手臂和躯干之间的夹角不能低于40度，不能高于45度；掌心向后，虎口朝下，拇指与其他四指自然分开。

2.交马运动员的动作要领

交马运动员的动作要领是在接力区内用下马技术下马；左右双手从高脚杆上下滑，下滑高度约40厘米；从下向前上方将高脚马交到接马运动员的手里，完成交接马。

### (二)重点与难点

高脚竞速运动交接马技术的重点与难点一样，即交马运动员和接马运动员之间的交接要准确无误。

### (三)训练方法

高脚竞速运动交接马技术的训练方法有很多，比较常见的有四种，具体如图6-6所示。

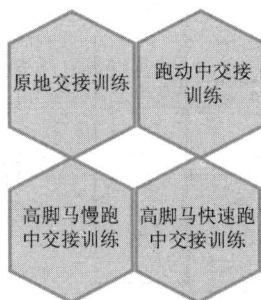

原地交接训练

跑动中交接训练

高脚马慢跑中交接训练

高脚马快速跑中交接训练

图6-6 交接马技术的训练方法

## 七、跑动技术

高脚竞速运动的跑动技术按照运动阶段的不同可分为起跑技术、起跑后加速跑和途中跑技术、弯道跑技术、终点跑技术、接力跑技术等，下面对这几种跑动技术的动作要领进行具体分析。

### （一）起跑技术

起跑技术的动作要领是在接到"各就位"口令后，将高脚杆立在起跑线后沿，要注意两根高脚杆的底部都不能触及起跑线；在接到"预备"口令后，一只脚踏上踏蹬，另一只脚立在起跑线后支撑，身体和器械重心在保证不会向前冲出的前提下尽可能前倾；在听到枪响后，支撑脚同侧手臂迅速向前提拉同侧高脚杆，与此同时，支撑脚迅速向前，踏上踏蹬；在支撑脚踏上踏蹬后，另一侧手脚相互配合，向前跨步跑；起跑后同脚同手交替前进即可。

### （二）起跑后加速跑和途中跑技术

起跑后加速跑和途中跑技术的动作要领是支撑脚离地踏上同侧高脚杆踏蹬后，上半身逐渐抬起，步长逐渐加大，速度逐渐提高，开始途中跑；途中跑的每一步都由两部分组成，一是支撑期，二是腾空期，具体动作如表 6-2 所示。

表 6-2　途中跑每一步的动作要领

| 组成 | 动作 |
| --- | --- |
| 支撑期 | 着地 |
| | 垂直缓冲 |
| | 后蹬 |
| 腾空期 | 跟进 |
| | 提拉向前摆动 |
| | 主动下放 |

### （三）弯道跑技术

弯道跑技术的动作要领是尽可能沿直线跑进，因此需要注意以下两点。

143

第一,起跑时要选择外侧靠近分道线的站位,该站位正对切点方向,能够使弯道跑最大限度地沿直线跑进。

第二,起跑后要保持步幅,加快步频;整个身体尽量向内倾斜,保持左肩低,右肩高;左手动作幅度要小,右手动作幅度要大;同样的,左边步子也要小于右边步子。

（四）终点跑技术

终点跑技术的动作要领是加大左右两只手臂对高脚杆的提拉力量,加快左右两条腿和高脚杆的摆动速度,以此保持最高速过终点;在两边高脚杆都越过终点线后再慢慢减速,下高脚杆。

（五）接力跑技术

接力跑技术的动作要领和交接马技术的动作要领相同,此处不再赘述。需要注意的是,交马运动员在接力区的站位要和接马运动员的跑进路线错开,不能影响接马运动员的跑进速度。

# 第三节　高脚竞速运动的教学与训练法

高脚竞速运动是一项独特的民族传统体育项目,在教学与训练时要注意项目的特殊性,按照由易到难、由简到繁、由慢到快的顺序,循序渐进地进行科学化教学与训练。本节对高脚竞速运动的教学进行研究,并对高脚竞速运动的训练法进行介绍。

## 一、高脚竞速运动的教学

### （一）高脚竞速运动教学的原则

高脚竞速运动教学的原则主要包括循序渐进原则、巩固提高原则、直观性原则和安全性原则,下面对其进行具体分析。

### 1.循序渐进原则

高脚竞速运动教学要坚持循序渐进原则,由浅入深、由易到难、由简到繁,具体要做到以下几点:①先进行辅助性握杆训练,再进行个人独立握杆训练;②先进行原地上下马训练,再进行行进间训练;③先进行直道跑训练,再进行弯道跑训练;④先进行平地训练,再进行障碍训练;⑤先训练个人项目,再训练接力项目;⑥先教授技术、战术和规则,再进行实战训练。

### 2.巩固提高原则

高脚竞速运动教学要坚持巩固提高原则,在巩固中提高,在提高中巩固,每天坚持原地高抬腿训练和行进间高抬腿训练,逐渐提高动作的熟练性和稳定性,最终做到"人杆合一"。在巩固提高学生的技术和战术的同时,教师也要注意巩固和提高学生的力量素质、速度素质、耐力素质等身体素质,从而提高高脚竞速运动员的竞速水平和能力。

### 3.直观性原则

高脚竞速运动教学要坚持直观性原则,通过教师的示范,让学生直观地观察高脚竞速运动各项动作技术的细节,从而更好地掌握动作技术。教师在示范时要注意以下两点:①提高动作示范的质量;②注重语言讲解的直观、生动和形象。

### 4.安全性原则

高脚竞速运动教学要坚持安全性原则,正确对待运动损伤,高度重视安全防范,具体来说,需要做到以下几点:①训练或比赛前,要指导学生做好运动前的准备活动;②注重学生膝、手掌、脚趾的保护;③场地器材有安全保障,每次使用前都要进行安全检查。

## (二)高脚竞速运动教学的步骤

高脚竞速运动教学要循序渐进,按照一定的步骤进行,具体的教学步骤如图 6-7 所示。

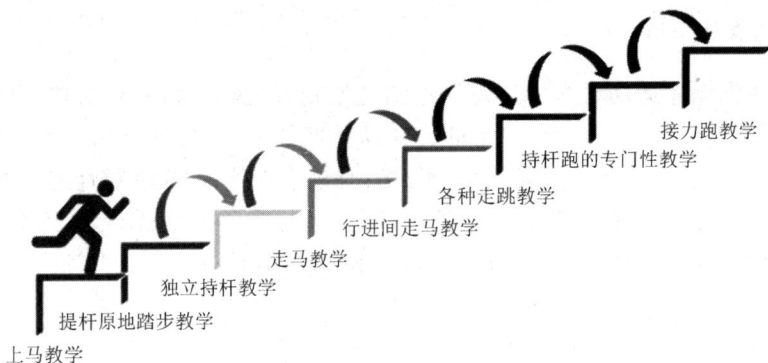

图 6-7　高脚竞速运动教学的步骤

## 二、高脚竞速运动的训练法

高脚竞速运动的训练法有很多,散见于高脚竞速运动基本动作介绍和高脚竞速运动身体素质训练中,此处不再赘述。

## 第四节　高脚竞速运动的身体与心理素质训练

高脚竞速运动成绩的好坏与高脚竞速运动运动员的身体素质和心理素质密切相关,对高脚竞速运动员进行科学合理的身体素质训练和心理素质训练是十分有必要的。

### 一、高脚竞速运动的身体素质训练

高脚竞速运动所需的身体素质主要包括速度素质、力量素质、耐力素质、柔韧素质、灵敏素质,下面主要对这几项身体素质的训练进行具体分析。

(一)速度素质训练

1.速度素质训练的方法

(1)动作速度训练方法

高脚竞速运动的动作速度训练方法主要有负重训练法、"加速"动作法、减少阻力法、利用后效作用法、完善技术法等,具体分析如表 6-3 所示。

表 6-3　动作速度训练的方法

| 方法 | 分析 |
|---|---|
| 负重训练法 | 将负重和不负重训练结合起来,同时发展速度和力量 |
| "加速"动作法 | 促使动作不断加速,并将其作为主要训练内容,提高动作速度 |
| 减少阻力法 | 减少外界自然条件阻力和人体本身体重阻力,提高运动员高速运动的感觉能力 |
| 利用后效作用法 | 利用动作加速和器械重量变化的后效作用提高动作速度 |
| 完善技术法 | 熟练掌握并完善技术,提高动作速度 |

（2）反应速度训练方法

高脚竞速运动的反应速度训练方法主要有分解运动法、重复反应法、变换训练法等,具体分析如表 6-4 所示。

表 6-4　反应速度训练的方法

| 方法 | 分析 |
|---|---|
| 分解运动法 | 分解反应动作,提高分解动作速度,发展反应速度 |
| 重复反应法 | 利用突然或发出的信号训练应答反应 |
| 变换训练法 | 根据动作强度改变训练形式和环境,提高反应速度 |

（3）移动速度训练方法

高脚竞速运动的移动速度训练方法主要有三个,即重复法、发展力量法以及发展步频、步长法。

重复法指的是按照特定的速度和距离,进行多次重复训练,以提高移动速度的方法。重复法是移动速度训练的基本方法,在使用时应注意如图 6-8 所示的几点内容。

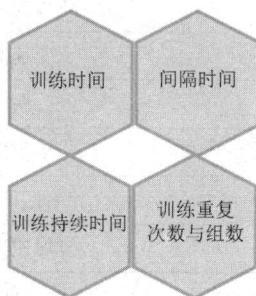

图 6-8　重复法注意事项

发展力量法指的是通过力量训练提高力量水平和爆发力水平,发展移动速度的方法。利用发展力量法提高移动速度,应注意以下几点。

第一,均衡、全面地发展运动员的力量素质。

第二,在发展运动员基本力量的同时着重发展速度力量。

第三,运动员要以较快速度或很快速度,重复进行40%～60%强度的某一技术动作的负重力量训练。

发展步频、步长法指的是通过发展步频、步长提高移动速度的方法。步频和步长是运动员移动速度的重要影响因素,采用发展步频、步长法,能够有效提高运动员的步频,加大运动员的步长,从而提高运动员的移动速度。

2.速度素质训练的手段

高脚竞速运动速度素质训练可分为动作速度训练、反应速度训练、移动速度训练三大类,具体的训练手段如表6-5所示。

表6-5　高脚竞速运动速度素质训练的手段

| 训练类型 | 训练手段 |
|---|---|
| 动作速度训练 | 仰卧高抬腿 |
|  | 悬垂高抬腿 |
|  | 原地快速高抬腿 |
|  | 原地支撑高抬腿 |
|  | 快速小步跑转高抬腿 |
|  | 快速小步跑转加速跑 |
|  | 快速小步跑 |
|  | 听口令、击掌或节拍器摆臂 |
|  | 高抬腿跑接快速车轮跑 |
|  | 高抬腿跑转加速跑 |
|  | 变速高抬腿跑 |
|  | 前倒起跑 |
|  | 小步跑跨栏角 |
|  | 踏标记高频快跑 |
|  | 加速助跑起跳 |
|  | 肋木前攻栏训练 |

| 训练类型 | 训练手段 |
|---|---|
| 动作速度训练 | 连续跨栏跑 |
| | 跨步跳接台阶跑 |
| | 扶肋木跨栏角 |
| | 侧跳台阶 |
| | 上两步转身推铅球 |
| | 向后单足跳 |
| | 纵跳转体 |
| | 左右腿交叉跳 |
| 反应速度训练 | 小步跑、高抬腿跑接起动加速跑 |
| | 俯撑起跑 |
| | 反应突变训练 |
| | 听信号起动加速跑 |
| | 听信号变速快跑 |
| | 利用电子反应器训练 |
| | 转身起跑 |
| | 起动追拍 |
| 移动速度训练 | 加速跑 |
| | 快速后蹬跑 |
| | 后蹬跑转加速跑 |
| | 小步跑转加速跑 |
| | 高抬腿跑转加速跑 |
| | 加速跑变交叉步跑 |
| | 交叉步跑接加速跑 |
| | 连续加速跑 |
| | 单足跳变加速跑 |
| | 倒退跑接加速跑 |
| | 变速跑 |
| | 变向起跑 |

续表

| 训练类型 | 训练手段 |
|---|---|
| 移动速度训练 | 行进间跑 |
| | 重复跑 |
| | 站立式、半蹲式、蹲踞式起跑 |
| | 上下坡跑 |
| | 顺风跑 |
| | 牵引跑 |
| | 变速越野跑 |
| | 让距追赶跑 |
| | 按标记快速助跑 |
| | 接力跑 |
| | 踏标记跑 |
| | 固定步数跑 |
| | 全速跑楼梯 |

## (二)力量素质训练

### 1.力量素质训练的方法

高脚竞速运动力量素质训练的主要目的在于发展最大力量、力量耐力和速度力量,具体训练方法如表 6-6 所示。

表 6-6  高脚竞速运动力量素质训练的方法

| 训练目的 | 训练方法 |
|---|---|
| 发展最大力量 | 极限强度法 |
| | 极端用力法 |
| | 静力性训练法 |
| | 持续不断重复用力法 |
| | 最大限度短促用力法 |

续表

| 训练目的 | | | 训练方法 |
|---|---|---|---|
| 提高力量耐力 | | | 持续间歇训练法 |
| | | | 等动训练法 |
| | | | 循环训练法 |
| 提高速度力量 | 提高爆发力 | | 和提高力量的方法相同 |
| | 提高起动力 | | 和提高力量的方法相同 |
| | 提高反应力 | 提高弹跳反应力 | 跳深法 |
| | | | 跳跃法 |
| | | | 负重蹲跳起法 |
| | | 提高击打反应力 | 退让性训练法 |
| | | | 模仿性训练法 |

### 2.力量素质训练的手段

高脚竞速运动力量素质训练主要包括运动力量训练、身体核心部位稳定性力量训练两类,对应的训练手段如表6-7所示。

表 6-7　高脚竞速运动力量素质训练的手段

| 训练类型 | 训练手段 |
|---|---|
| 运动力量训练 | 原地转髋跳 |
| | 踝屈伸跳 |
| | 直膝大步走 |
| | 髋左右上下动 |
| | 体前曲直膝大步走 |
| | 沙地竞走 |
| | 原地快速高抬腿 |
| | 直腿跑 |
| | 高抬腿跑绳梯 |
| | 高抬腿伸膝走 |
| | 脚回环 |

续表

| 训练类型 | 训练手段 |
|---|---|
| 运动力量训练 | 坐姿摆臂前移身体 |
| | 折叠腿大步走 |
| | 踮步折叠腿大步走 |
| | 踮步高抬腿伸膝走 |
| | 双腿过栏架跑 |
| | 跑绳梯 |
| | 陡坡上下坡跑 |
| | 沙滩跑 |
| | 负重跑 |
| | 助力起跑 |
| | 弓箭步纵跳 |
| 身体核心部位稳定性力量训练 | 仰卧屈膝提腿 |
| | 仰卧直膝提腿 |
| | 俯撑腿臂平伸 |
| | 俯姿平撑 |
| | 俯姿平撑提腿 |
| | 俯姿桥撑 |
| | 仰姿桥撑 |
| | 仰姿臂撑提腿 |
| | 侧姿臂撑 |
| | 侧姿臂撑提腿 |
| | 侧卧香蕉姿势两头起 |

(三)耐力素质训练

1.耐力素质训练的方法

高脚竞速运动耐力素质训练的主要目的是发展有氧耐力和无氧耐力，具体训练方法如表6-8所示。

表 6-8　高脚竞速运动耐力素质训练的方法

| 训练目的 | | 训练方法 | |
|---|---|---|---|
| 发展有氧耐力 | | 间歇训练法 | |
| | | 持续负荷法 | |
| | | 循环训练法 | |
| | | 重复训练法 | |
| | | 变换训练法 | 负荷变换训练法 |
| | | | 内容变换训练法 |
| | | | 形式变换训练法 |
| | | 高原训练法 | |
| 发展无氧耐力 | 发展乳酸供能无氧耐力 | 间歇训练法 | |
| | | 重复训练法 | |
| | 发展非乳酸供能无氧耐力 | 间歇训练法 | |

### 2.耐力素质训练的手段

高脚竞速运动的耐力素质训练主要包括有氧耐力训练和无氧耐力训练,具体的训练手段如表 6-9 所示。

表 6-9　高脚竞速运动耐力素质训练的手段

| 训练类型 | 训练手段 |
|---|---|
| 有氧耐力训练 | 沙地连续走或负重走 |
| | 沙地走马 |
| | 走马追逐 |
| | 大步走、交叉步走或竞走 |
| | 定时走 |
| | 重复跑 |
| | 定时跑 |
| | 越野跑 |
| | 定时定距跑 |

续表

| 训练类型 | 训练手段 |
|---|---|
| 有氧耐力训练 | 法特莱克跑① |
| 无氧耐力训练 | 间歇后蹬跑马 |
| | 反复跑马 |
| | 反复起跑马 |
| | 间歇行进间跑马 |
| | 反复加速跑马 |
| | 变速跑马 |
| | 原地间歇高抬腿跑马 |
| | 高抬腿跑转加速跑马 |
| | 反复连续上台阶 |
| | 反复变向跑马 |
| | 两人追逐跑马 |
| | 上下坡变速跑马 |

## (四)柔韧素质训练

### 1.柔韧素质训练的方法

高脚竞速运动柔韧素质训练的方法主要包括主动性拉伸训练法和被动性拉伸训练法两种,具体分析如表 6-10 所示。

表 6-10　高脚竞速运动柔韧素质训练的方法

| 分类 | | 分析 |
|---|---|---|
| 主动性拉伸训练法 | 被动动力拉伸法 | 在教练员或同伴的帮助下拉长韧带、肌肉 |
| | 被动静力拉伸法 | 借助外力保持固定拉伸姿势 |
| 被动性拉伸训练法 | 主动动力拉伸法 | 依靠自己的力量拉长肌肉、肌腱、韧带等软组织 |
| | 主动静力拉伸法 | 依靠自身肌肉力量固定拉伸姿势 |

---

① 法特莱克跑:在场地、田野、公路上进行自由变速的越野跑或越野性游戏。

者服务需要取得商标专用权的，应当向商标局申请商标注册。① 商标的专用权受到《中华人民共和国商标法》（以下简称"《商标法》"）等商标相关法律法规的保护。常见的侵犯商标专用权的情形有：

（一）未经商标注册人的许可，在同一种商品上使用与其注册商标相同的商标的；

（二）未经商标注册人的许可，在同一种商品上使用与其注册商标近似的商标，或者在类似商品上使用与其注册商标相同或者近似的商标，容易导致混淆的；

（三）销售侵犯注册商标专用权的商品的；

（四）伪造、擅自制造他人注册商标标识或者销售伪造、擅自制造的注册商标标识的；

（五）未经商标注册人同意，更换其注册商标并将该更换商标的商品又投入市场的；

（六）故意为侵犯他人商标专用权行为提供便利条件，帮助他人实施侵犯商标专用权行为的；

（七）给他人的注册商标专用权造成其他损害的。②

提到食品商标假冒，最广为人知的是"康帅傅"冒充知名商标"康师傅、"土好佳"冒充"上好佳"等直接在同一种商品上使用与其注册商标近似的导致混淆的商标侵权行为。

而在如上侵犯商标专用权行为中的第（五）种情形也要引起注意——未经商标注册人同意，更换商标投入市场的情形，国外有立法将其称为"反向假冒"加以禁止。全国人民代表大会常务委员会法制工作委员会对该款的释义为：这类行为，在国外被称为"反向假冒"，即在商品销售活

---

① 《中华人民共和国商标法》第 4 条。
② 《中华人民共和国商标法》第 57 条。

动中，消除商品上的他人商标，然后换上自己的商标，冒充自己的商品进行销售。这种行为既侵犯了商标注册人的合法权益，也侵犯了消费者的知情权，导致消费者对商品的来源产生误认。例如，某食品经营企业未经供应商许可，将自己的商标覆盖贴在供应商的产品商标上，又如用印有自己商标的包装盛放供应商商标的产品的也涉嫌反向假冒。需要区分的是，反向假冒不同于食品 ODM（original design manufacturer，也称"贴牌"）等的委托研发生产的合法贴牌模式。目前通说认为，商标反向假冒直接将商标权人附着在商品上的商标进行更换，断开了商品与商标权人的连接，损害了商标的指示来源功能、品质保障功能以及广告宣传功能。[①] 该行为既侵犯了商标权人的商标专用权，又侵害了消费者的知情权，并且从市场竞争角度来看构成了不正当竞争行为。

---

① 宋妍、洪婧："商标反向假冒行为的认定"，载《人民法院报》2017 年 4 月 13 日 007版。

# 第六章　海南自由贸易港背景下
# 食品安全监管体系的建立

食品安全是民生问题的焦点。习近平总书记强调，食品安全是民生工程、民心工程，是重大的政治问题、经济问题和公共安全问题，要按照四个最严要求，建立科学完善的食品安全治理体系。《"健康中国2030"规划纲要》中强调保障食品安全中指出要"健全从源头到消费全过程的监管格局，严守从农田到餐桌的每一道防线，让人民群众吃得安全、吃得放心。"

新中国的食品安全监管始于1949年，食品监管相关法律始于1982年11月19日通过的《中华人民共和国食品卫生法（试行）》，直至2009年6月1日起施行《中华人民共和国食品安全法》。作为食品领域的最高位阶法律，其立法宗旨为：为了保证食品安全，保障公众身体健康和生命安全。可见，《食品安全法》更加突出对食品安全性的要求。

从上海市食品安全整体监管格局来看，2016年7月1日，上海市人民政府印发《上海市食品药品安全"十三五"规划》，对其后5年上海食品药品安全工作的发展目标和主要任务进行了确立和部署，是"十三五"时期上海市食品药品安全工作的总蓝图。2018年，在上海市委、市政府、市人大和市政协的支持下，按照国务院食安委的总体工作部署，上海各相关部门和各区认真贯彻党的十九大关于"实施食品安全战略，让人民吃得放心"的战略部署，以全面创建国家食品安全示范城市和建设市民满意的食品安全城市为目标，对标国际最高标准、最好水平，按照《中共中央国务院关于深化改革加强食品安全工作的意见》的要求守护好市民"舌尖上的安全"，不断增强市民的获得感、幸福感和安全感。

## 一、上海市食品安全监管的启示

### （一）总结汇报全年食品安全工作

从 2011 年起，上海市食品安全相关监督管理部门于每年底左右发布当年的《上海市食品安全白皮书》，对当年全市的食品安全相关问题，运用统计学的方法进行分析，并用数据、统计图表的方式向全国公布。以《2019 年上海市食品安全状况报告（白皮书)》为例，报告对全年总体情况做展示。首先，阐述上海主要食品的食品安全总体监测合格率、接到集体性食物中毒报告数、食物中毒发生率等。同时，对食品生产业、销售业中不同业态的获生产许可证情况、食品销售经营方式分类情况、食品销售企业分级监管情况、食品生产企业规模构成情况等进行统计。其次，分析食品安全问题的原因，如不合格主要因素的构成比。最后，探索降低食品安全风险并呼吁广大群众出力防治食品安全风险。

### （二）细化各区政府及部门的食品安全工作责任

2020 年 4 月 8 日，上海市食品药品安全委员会《关于印发〈上海市2020 年度食品安全工作责任清单〉的通知》（沪食药安委〔2020〕2 号）中表示，为完成《2020 年上海市食品安全重点工作安排》，自 2020 年 4 月

13 日起，全市食药安委相关成员单位，各区食药安委实施《上海市 2020 年度食品安全工作责任清单》，该清单较为详细地厘定出了各区级政府及发改委、经济和信息化委员会、商务委、教育委、公安局等 22 个部门单位的工作职责划分及工作要求，使食品安全管理在政府及各部门层面更加协同高效，避免各部门责任推诿，为责任的管理和落实打下坚实的基础。

### （三）建立食品安全工作责任约谈制度

上海市食品药品安全委员会 2019 年第二次全体会议于 2019 年 10 月 9 日审议通过的《上海市食品安全工作责任约谈办法》（以下简称"《约谈办法》"），以上海市食品药品安全委员会成员单位、区人民政府为约谈对象，以有关单位主要负责人或分管负责人为被约谈人。约谈集中针对如下之一的情况进行：

（一）列入市食品安全责任目标的主要工作进展缓慢，影响市人民政府食品安全责任目标完成的；对上级机关或领导批示、交办的食品安全重大案件或重要工作，未及时办理或未在规定期限内按要求完成的。

（二）对食品安全工作重视不够，保障条件达不到相关要求，导致食品安全监管不到位的。

（三）行政区域内发生较大（Ⅲ级）以上食品安全事件，或半年内连续发生一般（Ⅳ级）食品安全事件 2 次以上的。

（四）未及时发现和消除食品安全系统性区域性风险隐患的；发现可能诱发食品安全事件的倾向性问题，未及时采取有效措施或未向有关部门通报或者相互推诿导致事态扩大，造成不良社会影响的。

（五）处理行政区域内食品安全投诉举报或食品安全事件不当或不及时，造成不良社会影响的。

（六）行政区域内发生较大食品安全事件，未按规定及时上报，出现迟报、瞒报、漏报、误报或擅自发布信息等情况，造成工作被动的。

（七）其他需要进行责任约谈的情形。

该《约谈办法》还对约谈地点、约谈内容、约谈程序及约谈责任进行了规定。并规定，根据约谈情况的需要可以邀请监察机关、新闻单位、人大代表、政协委员等参加责任约谈。

（四）加强高风险食品的经营监管

高风险食品，包括三类特殊食品——婴幼儿配方食品、保健食品、特殊医学用途配方食品，以及乳制品、肉制品、生食水产品等。

根据《上海市食品安全条例》，高风险食品生产经营企业应当根据防范食品安全风险的需要，主动投保食品安全责任保险；其应当建立主要原料和食品供应商检查评价制度，定期或者随机对主要原料和食品供应商的食品安全状况进行检查评价，并做好记录；可以自行或者委托第三方对主要原料和食品供应商的食品安全状况进行实地查验。发现存在严重食品安全问题的，应当立即停止采购，并向本企业、主要原料和食品供应商所在地的食品药品监督管理部门或者市场监督管理部门报告。高风险食品生产经营企业未建立并执行主要原料和食品供应商检查评价制度的，由市食品药品监督管理部门或者区市场监督管理部门责令改正，给予警告；拒不改正的，处五千元以上五万元以下罚款；情节严重的，责令停产停业，直至吊销许可证或者准许生产证。

（五）充分发挥互联网的宣导作用

食品作为我们生活中直接影响身体健康的因素，一旦发生重大食品安全问题将导致严重的人身财产损失。因此，食品安全隐患需要第一时间披露、第一时间处理。

互联网便捷迅速的优势在食品安全知识科普、食品追溯、投诉举报中显现出来：食品监管相关部门除了设立传统的书面、现场、电话等投诉渠道外，通过设立各类食品相关网站来更好地应对食品安全问题。例如，上海市食品药品安全委员会办公室设立了"上海市食品安全网"，对全市的食品安全新闻、基层动态、食品安全政策进行公布，并连接"12315"消费者投诉举报平台，方便市民对食品安全问题投诉。原上海市食品药品监督管理局设立了"青少年食品安全科普平台"网站，以能够轻松接受的图画、视频课、问答等方式为小朋友传递食品知识，树立食品安全意识。此外，上海市食品药品安全委员会办公室和上海市市场监督管理局共同设立了"上海市食品安全信息追溯平台"网站，该网站以"来源可追查、去向可查证、责任可追究"的宗旨方便人们通过商品追溯码、条码以及品名来查询食品是否可靠，查询生产经营企业的追溯信息，公布最新的不合格食品信息及投诉等。

此外，为了方便向广大市民用户提供食品安全信息，上海市静安区市场监督管理局创办了"上海静安食事药闻"微信公众号。由社团、企事业单位和专业人士组成的非营利性社会团体法人"上海市食品安全工作联合会"设立的微信公众号，对食品安全的每日舆情、科普宣传以及工作动态进行公布。

## 二、上海市食品安全监管对海南的借鉴

### （一）完善地方食品安全法规体系

根据地方的实际情况，完善地方食品安全法规体系，食品方面，诸如制定严格细致的食品安全管理条例、食品安全责任保险相关管理办法、食

品安全信息追溯、网络食品安全违法行为查处办法、食品安全行政责任追究办法以及食品安全事故报告和调查处置办法。

（二）强化食品安全监管行政执法及民众监督

食品作为生活中最为普遍的商品，其监管措施理应更为深入、更为细致。在强化行政执法方面，一方面，由于食品安全法律法规是较为庞大的体系，因而要强化执法人员对各级食品安全法律法规的学习，提高执法水平。另一方面，加强民众对执法人员的监督以及政府内上下级的监督，最终以落实食品安全部门负责人问责制为制度落脚点。

在强化民众监督方面，应当设置更为多元化的投诉举报途径，并完善内部举报人相关的奖惩制度。从而形成民众积极举报的意识，加强食品企业安全意识。

（三）运用互联网实现食品全流程监管

强化运用互联网实现食品全流程安全追溯、投诉举报监管，从而更方便地查到食品的源头，不但有利于精准追责，在便民的同时也节约了行政司法资源，提高了食品安全追责的效率。

下篇

# 02

## 药品安全监管

# 第七章　药品安全综述

## 一、药品的法律概念

### （一）药品的定义

药品的定义，根据《药品管理法》第一章第二条规定，是指用于预防、治疗、诊断人的疾病，有目的地调节人的生理机能并规定有适应证或者功能主治、用法和用量的物质，包括中药、化学药和生物制品等。

### （二）药品的分类

《药品管理法》规定药品的概念时将药品列举为"包括中药、化学药和生物制品等"的三大类，一改旧法中"包括中药材、中药饮片、中成药、化学原料药及其制剂、抗生素、生化药品、放射性药品、血清、疫苗、血液制品和诊断药品等"的繁杂表述，如图 7 - 1 所示。

根据最新的《药品注册管理办法》，药品注册按照中药、化学药和生物制品等进行分类注册管理，具体注册类别如图 7 - 2。其中，中药、化学药和生物制品等药品的细化分类和相应的申报资料要求，由国家药品监督

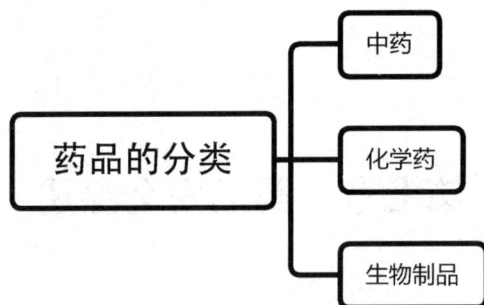

图7-1　药品的分类

管理局根据注册药品的产品特性、创新程度和审评管理需要组织制定，并向社会公布。境外生产药品的注册申请，按照药品的细化分类和相应的申报资料要求执行。①

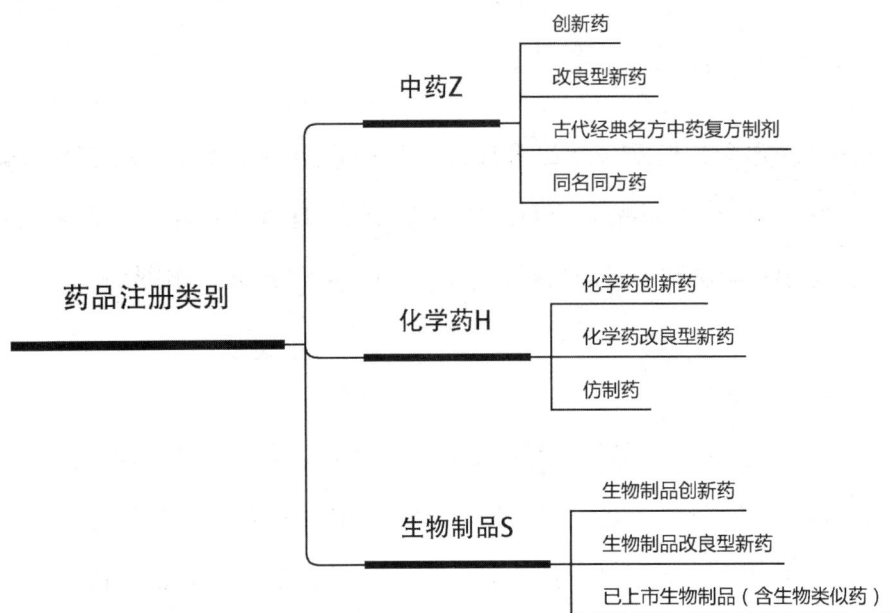

图7-2　药品注册的类别

———————

① 2020年7月1日国家市场监督管理总局令第27号《药品注册管理办法》第4条。

需要注意的是，对于药品的分类方式还有很多，如药学领域的化学合成药物、来源于天然产物的药物和生物技术药物。而在药品流通市场上对药品的分类有专利药、原研药和仿制药。专利药，即在全球最先提出申请并获得专利保护的药品，一般有 20 年的保护期，在保护期内其他企业不得仿制。进而有原研药，其是指过了专利期并由原生产商生产的药品。而仿制药是专利药过了保护期后，由其他企业仿制的药品。

## 二、药品安全的概念

### （一）药品安全的定义

药品安全，在我国法律法规中没有对其内涵有直接的定义。一般而言，内容分为质量安全和数量安全两项，前者指药品的生产缺陷、错误用药、副作用和其余不确定风险对人体健康不造成危害，也就是药品质量安全有效和可控；后者则是木国医药产业提供的药品数量及品种满足消费者的基本需求，从而保障药品可及性。①

### （二）假药和劣药的界定

新《药品管理法》对假药、劣药的范围进行重新地界定，将"假药""劣药""按假药论处""按劣药论处"两类四种违法行为所列情形加以整合成"假药"和"劣药"两种情形。其中属于假药的情形有四种，属于劣药的情形有七种，如表 7 - 1 所示。

---

① FDA. Managing the risks from medical products use: Creating a risk management framework ［EB／OL］. （1999 - 05 - 01）［2013 - 06 - 01］. http：／／www. fda. gov／Safety／Safetyof - Specific Products／ucm180325. htm.

表7-1　《药品管理法》对假药与劣药的认定

| 类别 | 情　形 |
|---|---|
| 假药 | （1）药品所含成分与国家药品标准规定的成分不符；<br>（2）以非药品冒充药品或者以他种药品冒充此种药品；<br>（3）变质的药品；<br>（4）药品所标明的适应证或者功能主治超出规定范围 |
| 劣药 | （1）药品成分的含量不符合国家药品标准；<br>（2）被污染的药品；<br>（3）未标明或者更改有效期的药品；<br>（4）未注明或者更改产品批号的药品；<br>（5）超过有效期的药品；<br>（6）擅自添加防腐剂、辅料的药品；<br>（7）其他不符合药品标准的药品 |

备注：禁止未取得药品批准证明文件生产、进口药品；禁止使用未按照规定审评、审批的原料药、包装材料和容器生产药品①

对于《药品管理法》第一百二十一条规定的："对假药、劣药的处罚决定，应当依法载明药品检验机构的质量检验结论。"其中的处罚指药品监督管理部门的行政处罚，由于假药和劣药的情形各有多种，因而对其适用各地产生了不同理解。2020年7月10日，家药监局综合司答复了贵州省药监局关于假药劣药认定的有关问题，复函称："对假药、劣药的处罚决定，有的无须载明药品检验机构的质量检验结论。"同时认为药品质量检验结论不是认定违法行为的充分依据，并且在两种情形下对其认定假药劣药时，只需要事实认定，不需要对涉案药品进行检验，处罚决定亦无须载明药品检验机构的质量检验结论：第一，《药品管理法》第九十八条第二款第四项"药品所标明的适应证或者功能主治超出规定范围"认定为假

① 《中华人民共和国药品管理法》第98条。

药；第二，根据《药品管理法》第九十八条第三款第三项至第七项认定为劣药的情形。① 因此可以理解为，仅有剩下的少数严重情形下认定假药劣药时需要对药品进行检验并且处罚决定需载明药品检验机构的质量检验结论。

三种认定假药的情形需进行检验：

（1）药品所含成分与国家药品标准规定的成分不符；

（2）以非药品冒充药品或者以他种药品冒充此种药品；

（3）变质的药品。

两种认定劣药的情形需进行检验：

（1）药品成分的含量不符合国家药品标准；

（2）被污染的药品。

（三）药品标准

药品标准，是指国家为保证药品质量所制定的质量指标、检验方法以及生产工艺等的技术要求。包括法定标准和非法定标准。其中法定标准包括《中华人民共和国药典》（以下简称"《中国药典》"）在内的经药品监督管理部门核准的药品质量标准，是药品质量的最低要求。非法定标准是指行业标准、团体标准和企业标准等。

最权威最基本的，是国家食品药品监督管理局颁布的《中国药典》。新版《中国药典》于 2020 年 12 月 30 日起正式实施。据国家药典委员会官网介绍，《中国药典》2015 年版由一部、二部、三部、四部构成，收载品种总计 5608 种，其中新增 1082 种。

（1）一部收载药材和饮片、植物油脂和提取物、成方制剂和单味制剂

---

① 2020 年 7 月 10 日国家药监局综合司《关于假药劣药认定有关问题的复函》，药监综法函〔2020〕431 号。

等，品种共计2598种，其中，新增440种，修订517种，不收载7种。

（2）二部收载化学药品、抗生素、生化药品以及放射性药品等，品种共计2603种，其中，新增492种，修订415种，不收载28种。

（3）三部收载生物制品137种，其中，新增13种，修订105种，不收载6种。为解决长期以来各部药典检测方法重复收录，方法间不协调、不统一、不规范的问题，本版药典对各部药典共性附录进行整合，将原附录更名为通则，包括制剂通则、检定方法、标准物质、试剂试药和指导原则。重新建立规范的编码体系，并首次将通则、药用辅料单独作为《中国药典》四部。

（4）四部收载通则总计317个，其中，制剂通则38个、检验方法240个、指导原则30个、标准物质和试液试药相关通则9个；药用辅料270种，其中，新增137种，修订97种，不收载2种。①

药品注册标准，是指国家食品药品监督管理机构批准给申请人特定药品的标准，生产该药品的药品生产企业必须执行该注册标准，也是属于国家药品标准范畴。

（四）药品目录

上述可知，《中国药典》解决的是我国的药品标准，而关于药品的目录还有诸如国家基本药品目录、基本医疗保险目录、上市药品目录集等，是对我国药品角度分类的集合，下面就此类药品目录加以介绍。

首先，国家基本药物制度是对基本药物的遴选、生产、流通、使用、定价和报销等环节实施的管理制度，其目的是提高药品可及性，促进社会公平正义，改变"以药补医"的运行机制，规范药品生产流通行为，促进

---

① 《中华人民共和国药典》2015 年版，载"国家药典委员会"官网，http://www.chp.org.cn/gjydw/ydjj/4628.jhtml，最后访问日期：2020 年 7 月 5 日。

合理用药、减轻群众负担。国家基本药物目录（以下简称"基药目录"）的制定由国家卫生健康委员会会同发改委等有关部门起草，经国家基本药物工作委员会审核后实施。国家基本药物目录的范围是《中国药典》中收载的品种，遴选出防治必需、安全有效、价格合理、使用方便、中西药并重、基本保障、临床首选和基层能够配备，并结合我国用药特点，参照国际经验，合理确定品种（剂型）和数量的药品目录。①

2015 年 2 月 13 日，国家卫计委会同发改委等九部门出台《国家基本药物目录管理办法》（以下简称"《基药办法》"），将药品分为化学药品、生物制品、中成药和中药饮片。国家对基药目录在保持数量相对稳定的基础上，实行动态管理，原则上三年调整一次。必要时，经国家基本药物工作委员会审核同意，可适时组织调整。《基药办法》中规定，基本药物是适应基本医疗卫生需求、剂型适宜、价格合理、能够保障供应、公众可公平获得的药品。政府举办的基层医疗卫生机构全部配备和使用基本药物，其他各类医疗机构也都必须按规定使用基本药物。② 按照《基药办法》，不纳入国家基本药物目录遴选范围的有：

（一）含有国家濒危野生动植物药材的；

（二）主要用于滋补保健作用，易滥用的；

（三）非临床治疗首选的；

（四）因严重不良反应，国家食品药品监管部门明确规定暂停生产、销售或使用的；

（五）违背国家法律、法规，或不符合伦理要求的；

（六）国家基本药物工作委员会规定的其他情况。③

---

① 2015 年 2 月 13 日国家卫生计生委等九部委《国家基本药物目录管理办法》第 4 条。

② 2015 年 2 月 13 日国家卫生计生委等九部委《国家基本药物目录管理办法》第 1 条、第 2 条、第 9 条。

③ 2015 年 2 月 13 日国家卫生计生委等九部委《国家基本药物目录管理办法》第 6 条

根据《基药办法》，属于下列情形之一的品种，应当从国家基本药物目录中调出：

（一）药品标准被取消的；

（二）国家食品药品监管部门撤销其药品批准证明文件的；

（三）发生严重不良反应，经评估不宜再作为国家基本药物使用的；

（四）根据药物经济学评价，可被风险效益比或成本效益比更优的品种所替代的；

（五）国家基本药物工作委员会认为应当调出的其他情形。①

其次，基本医疗保险药品目录如《国家基本医疗保险、工伤保险和生育保险药品目录》（以下简称"《医保目录》"），由国家医保局、人力资源社会保障部印发，是基本医疗保险、工伤保险和生育保险基金支付药品费用的标准。分为凡例、西药、中成药、协议期内谈判药品、中药饮片五部分。② 另外，各省有适用于地方的基本药品目录。

而《中国上市药品目录集》（以下简称"《目录集》"）根据 2017 年中共中央办公厅、国务院办公厅印发了《关于深化审评审批制度改革鼓励药品医疗器械创新的意见》的内容，新批准上市或通过仿制药质量和疗效一致性评价的药品，载入《目录集》，注明创新药、改良型新药及与原研药品质量和疗效一致的仿制药等属性，以及药品名称、商品名、参比制剂、活性成分、剂型、给药途径、规格、上市许可持有人、ATC 代码、批准文号/注册证号、批准日期、生产厂商、上市销售状况、收录类别、说明书、取得的专利权、试验数据保护期等信息。《目录集》由现国家药品监督管理局药品审评中心以网站"中国上市目录集"数据库的形式发布并实时更

---

① 2015 年 2 月 13 日国家卫生计生委等九部委《国家基本药物目录管理办法》第 10 条。

② 2019 年 8 月 20 日国家医保局、人力资源社会保障部《关于印发〈基本医疗保险、工伤保险和生育保险基金支付药品费用的标准〉的通知》。

新，并在每年末发布电子版以便公众下载查询。①

### 三、药品安全法律责任

药品关乎人们治疗疾病，其法律责任相对食品而言更为严厉。药品安全法律责任是指因违反药品管理法律法规所应承担的法律责任，其构成要件包括：以存在违法行为为前提，有药品相关法律明文规定，有国家强制力保证执行，并由专门机关追究等。其法律责任的主体覆盖药品流通的整个链条，包括药品上市许可持有人、药品生产企业、药品经营企业、医疗机构、药物非临床安全性评价研究机构、药物临床试验机构等。法律责任人员包括法定代表人、主要负责人、直接负责的主管人员和其他责任人员。

根据所违反的法律法规性质和社会危害程度的不同，划分为行政法律责任、民事法律责任和刑事法律责任。

### （一）刑事法律责任

药品安全刑事责任是药品行业法律责任的多发地带，药品安全刑事责任是行为人侵犯了国家管理制度和不特定多数人的健康利益，触犯《刑法》等刑事法律规定，经国家司法机关审理后，依照《刑法》追究行为人法律责任。《药品管理法》第一百一十三条第一款规定："药品监督管理部门发现药品违法行为涉嫌犯罪的，应当及时将案件移送公安机关。"《刑法》中与药品安全相关的罪名有：生产、销售假药罪，生产、销售劣药罪。

---

① 中国上市药品目录集数据库，载"中国上市药品目录集"官网，http://202.96.26.102/，最后访问日期：2020 年 7 月 7 日。

根据《刑法》和最高人民法院、最高人民检察院《关于办理危害药品安全刑事案件适用法律若干问题的解释》，对两个罪名的相关规定总结如表 7 - 2 所示。

表 7 - 2　药品安全领域主要罪名及法律规定

| 罪　名 | 法律规定 | 不同程度的具体情形 |
|---|---|---|
| 生　产、销售假药罪 | 1. 生产、销售假药的，处三年以下有期徒刑或者拘役，并处罚金；<br>2. 对人体健康造成严重危害或者有其他严重情节的，处三年以上十年以下有期徒刑，并处罚金；<br>3. 致人死亡或者有其他特别严重情节的，处十年以上有期徒刑、无期徒刑或者死刑，并处罚金或者没收财产；<br>4. 本条所称假药，是指依照《中华人民共和国药品管理法》的规定属于假药和按假药处理的药品、非药品 | 1. "对人体健康造成严重危害"，是指：<br>（1）造成轻伤或者重伤的；<br>（2）造成轻度残疾或者中度残疾的；<br>（3）造成器官组织损伤导致一般功能障碍或者严重功能障碍的；<br>（4）其他对人体健康造成严重危害的情形。<br>2. "其他严重情节"，是指：<br>（1）造成较大突发公共卫生事件的；<br>（2）生产、销售金额二十万元以上不满五十万元的；<br>（3）生产、销售金额十万元以上不满二十万元，并具有本解释第一条规定情形之一的；<br>（4）根据生产、销售的时间、数量、假药种类等，应当认定为情节严重的。<br>3. "其他特别严重情节"，是指：<br>（1）致人重度残疾的；<br>（2）造成三人以上重伤、中度残疾或者器官组织损伤导致严重功能障碍的；<br>（3）造成五人以上轻度残疾或者器官组织损伤导致一般功能障碍的；<br>（4）造成十人以上轻伤的；<br>（5）造成重大、特别重大突发公共卫生事件的；<br>（6）生产、销售金额五十万元以上的；<br>（7）生产、销售金额二十万元以上不满五十万元，并具有本解释第一条规定情形之一的；<br>（8）根据生产、销售的时间、数量、假药种类等，应当认定为情节特别严重的 |

续表

| 罪　名 | 法律规定 | 不同程度的具体情形 |
|---|---|---|
| 生 产、销售劣药罪 | 1. 生产、销售劣药，对人体健康造成严重危害的，处三年以上十年以下有期徒刑，并处销售金额百分之五十以上二倍以下罚金；<br>2. 后果特别严重的，处十年以上有期徒刑或者无期徒刑，并处销售金额百分之五十以上二倍以下罚金或者没收财产。<br>3. 本条所称劣药，是指依照《中华人民共和国药品管理法》的规定属于劣药的药品 | 1. "对人体健康造成严重危害"，是指：<br>（1）造成轻伤或者重伤的；<br>（2）造成轻度残疾或者中度残疾的；<br>（3）造成器官组织损伤导致一般功能障碍或者严重功能障碍的；<br>（4）其他对人体健康造成严重危害的情形。<br>2. "后果特别严重"，是指：<br>（1）致人重度残疾的；<br>（2）造成三人以上重伤、中度残疾或者器官组织损伤导致严重功能障碍的；<br>（3）造成五人以上轻度残疾或者器官组织损伤导致一般功能障碍的；<br>（4）造成十人以上轻伤的；<br>（5）造成重大、特别重大突发公共卫生事件的 |

最高人民法院、最高人民检察院《关于办理危害药品安全刑事案件适用法律若干问题的解释》中，对于生产、销售假药的案件规定了七类酌情从重处罚的情况：

（一）生产、销售的假药以孕产妇、婴幼儿、儿童或者危重病人为主要使用对象的；

（二）生产、销售的假药属于麻醉药品、精神药品、医疗用毒性药品、放射性药品、避孕药品、血液制品、疫苗的；

（三）生产、销售的假药属于注射剂药品、急救药品的；

（四）医疗机构、医疗机构工作人员生产、销售假药的；

（五）在自然灾害、事故灾难、公共卫生事件、社会安全事件等突发事件期间，生产、销售用于应对突发事件的假药的；

（六）两年内曾因危害药品安全违法犯罪活动受过行政处罚或者刑事处罚的；

（七）其他应当酌情从重处罚的情形。

经在中国裁判文书网查询的现有刑事判决分布在 2004 年至 2020 年，对刑事案由为生产、销售假药罪和生产、销劣药罪的罪名的判决加以统计，统计时间为 2020 年 7 月 7 日，2020 年度为不完全统计，如图 7 - 3 所示。①

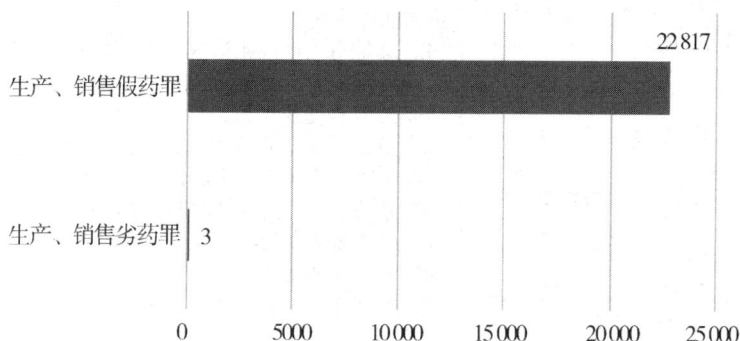

**图 7 - 3 2004—2020 年药品相关犯罪判决统计（以案由查询）**

很明显，药品相关犯罪中，生产、销售假药罪的判决数量远远超过生产、销售劣药罪。由此，我们针对生产、销售假药罪的判决进行逐年统计如图 7 - 4 所示。可以看出该罪从 2014 年起发生频率居高不下。

## （二）行政法律责任

同食品类似，药品行政法律责任规定在《药品管理法》及相关的行政法规、部门规章等规范中。药品行政责任主要包括药品监督管理部门依据职权对违反药品法律法规但尚未构成犯罪的行为对行政相对人实施的行政处罚，以及对药品监督管理部门有管辖权的相关国家机关、企事业单位和违法失职的工作人员的行政处分，包括警告、记过、记大过、降级、撤

---

① 最高人民法院、最高人民检察院《关于办理危害药品安全刑事案件适用法律若干问题的解释》第 1 条。

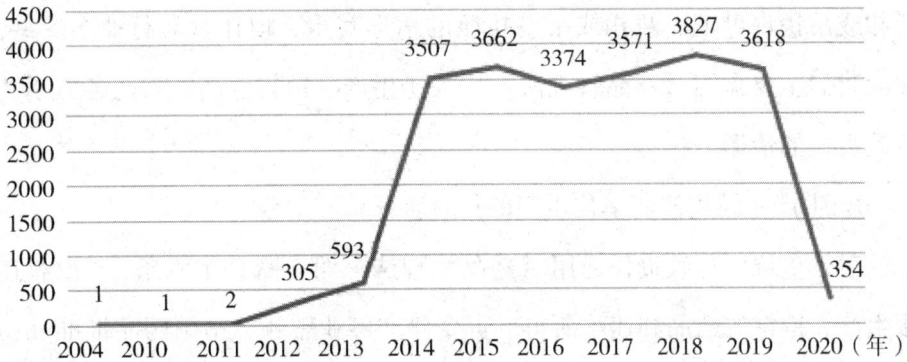

**图 7 - 4　2004—2020 年生产、销售假药罪生效判决统计（以案由查询）**

职、开除六种。从国家市场监督管理局行政处罚文书网中查询到 2019 年药品安全领域各类行政处罚的频次如图 7 - 5。

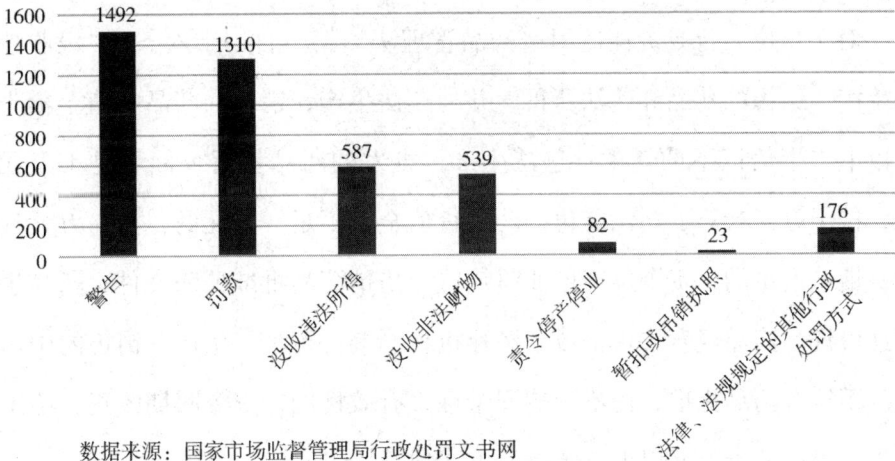

数据来源：国家市场监督管理局行政处罚文书网

**图 7 - 5　2019 年药品安全领域各类行政处罚频次**

由上图可得，药品领域行政处罚频次明显比上篇的食品领域要低，行政处罚的种类相对集中在警告、罚款、没收违法所得以及没收非法财物中，其中警告的适用的频次最多，为 1490 次，其次是罚款 1310 次。相比而言没收违法所得和非法财物要比警告和罚款少很多，而责令停产停业、暂扣或吊销许可证、暂扣或吊销执照的情形甚少，但比食品行业多一些。在此我们主要介绍《药品管理法》中关于生产、销售假药、劣药各方承担行政责任的情形。

1. 生产、销售假药单位承担的行政责任

对于单位，行政责任适用《药品管理法》第一百一十六条："没收违法生产、销售的药品和违法所得，责令停产停业整顿，吊销药品批准证明文件，并处违法生产、销售的药品货值金额十五倍以上三十倍以下的罚款；货值金额不足十万元的，按十万元计算；情节严重的，吊销药品生产许可证、药品经营许可证或者医疗机构制剂许可证，十年内不受理其相应申请；药品上市许可持有人为境外企业的，十年内禁止其药品进口。"

2. 生产、销售劣药单位承担的行政责任

对于单位，行政责任适用《药品管理法》第一百一十六条："没收违法生产、销售的药品和违法所得，并处违法生产、销售的药品货值金额十倍以上二十倍以下的罚款；违法生产、批发的药品货值金额不足十万元的，按十万元计算，违法零售的药品货值金额不足一万元的，按一万元计算；情节严重的，责令停产停业整顿直至吊销药品批准证明文件、药品生产许可证、药品经营许可证或者医疗机构制剂许可证。生产、销售的中药饮片不符合药品标准，尚不影响安全性、有效性的，责令限期改正，给予警告；可以处十万元以上五十万元以下的罚款。"

3. 具有生产、销售、使用假药、劣药行为的其他主体行政责任

对于相关责任人员，适用《药品管理法》第一百一十八条："生产、销售假药，或者生产、销售劣药且情节严重的，对法定代表人、主要负责人、直接负责的主管人员和其他责任人员，没收违法行为发生期间自本单位所获收入，并处所获收入百分之三十以上三倍以下的罚款，终身禁止从

事药品生产经营活动，并可以由公安机关处五日以上十五日以下的拘留。"

对于使用假药、劣药的药品使用单位，适用《药品管理法》第一百一十九条："按照销售假药、零售劣药的规定处罚；情节严重的，法定代表人、主要负责人、直接负责的主管人员和其他责任人员有医疗卫生人员执业证书的，还应当吊销执业证书。"

### （三）民事法律责任

药品安全民事责任中，最常见的有产品责任纠纷和医疗损害责任纠纷。其中，产品责任纠纷，即药品生产者、药品销售者因生产、销售缺陷产品致使他人遭受人身、财产损失，而应承担的赔偿损失、消除危险、停止侵害等的民事侵权责任。根据 2021 年 1 月 1 日实施的《民法典》侵权责任第一千二百零三条的规定："因产品存在缺陷造成他人损害的，被侵权人可以向产品的生产者请求赔偿，也可以向产品的销售者请求赔偿。产品缺陷由生产者造成的，销售者赔偿后，有权向生产者追偿。因销售者的过错使产品存在缺陷的，生产者赔偿后，有权向销售者追偿。"相比现行《侵权责任法》第四十三条对该条的规定，《民法典》更明确了该类产品缺陷造成的损害主体——"他人"。

医疗损害责任纠纷，是指医疗机构及医务人员在医疗过程中因过失，或者在法律规定的情况下无论有无过失，造成患者人身损害或者其他损害，应当承担的以损害赔偿为主要方式的民事侵权责任，其中包括医疗产品损害责任。根据《民法典》第一千二百二十三条的规定："因药品、消毒产品、医疗器械的缺陷，或者输入不合格的血液造成患者损害的，患者可以向药品上市许可持有人、生产者、血液提供机构请求赔偿，也可以向医疗机构请求赔偿。患者向医疗机构请求赔偿的，医疗机构赔偿后，有权向负有责任的药品上市许可持有人、生产者、血液提供机构追偿。"相比现行《侵权责任法》第五十九条对该条的规定，《民法典》仅仅纳入了新《药品管理法》中一个新的药品安全责任主体——药品上市许可持有人。

笔者在 Alpha 法律智能操作系统以"产品责任纠纷案由"或者"医疗损害责任纠纷"以及"法院认为包含《中华人民共和国药品管理法》"为关键词查询到全部年份产品责任纠纷 201 个，医疗损害责任纠纷 18 个。其中值得注意的是图 7 - 6，2014 年到 2020 年的相关判决（统计日期截至 2020 年 8 月 4 日），可以看出涉及药品的产品责任纠纷的判决从 2014 年至 2019 年呈逐年增加的趋势。

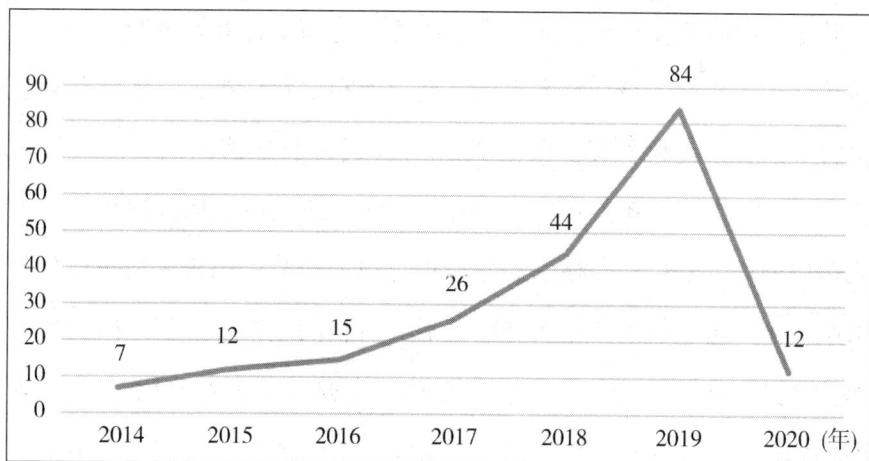

图 7 - 6　2014—2020 年产品责任纠纷（以《药品管理法》为判决依据）

同时，Alpha 系统中显示的标的额如表 7 - 3 所示，从该统计来看，涉及药品的两类纠纷的标的额在 50 万元人民币以下的情形较为多见。

表 7 - 3　涉药品的产品责任纠纷、医疗损害责任纠纷各标的额案件数统计

| 标的额（人民币） | 产品责任纠纷 | 医疗损害责任纠纷 |
|---|---|---|
| 50 万元以下 | 181 | 13 |
| 50 万元至 100 万元 | 1 | 3 |
| 100 万元至 500 万元 | 3 | 2 |

（四）药品消费者权益保护

药品消费者保护权益的方式较多，对药品造成人身财产严重损失的情况可以向公安、法院寻求司法救济，追究药品生产销售者的民事甚至刑事法律责任，同时也可以向药品监管行政部门投诉举报，要求其承担行政法律责任。

其中最常见的是投诉举报途径，具体而言，消费者买到假药后，带着相关药品和发票等单据找商家投诉要求赔偿，通过互联网购买的可以在互联网举报受理平台上进行投诉或者亲自去药监局进行举报投诉。常见的投诉方式大致有三种：第一，"12331"食品药品投诉举报电话或者向国家药品监督管理局行政事项受理服务和投诉举报中心"12315"投诉；第二，网上投诉举报，如通过微信小程序"12315"、全国"12315"互联网平台App或网站等途径；第三，线下投诉举报，如向各级药品监督管理部门寄送信件或者亲自走访。

根据 2019 年 11 月 30 日实施的《市场监督管理投诉举报处理暂行办法》（国家市场监督管理总局令第 20 号）的规定，投诉应当提供下列材料：投诉人的姓名、电话号码、通信地址，被投诉人的名称（姓名）、地址，具体的投诉请求以及消费者权益争议事实。投诉人采取非书面方式进行投诉的，市场监督管理部门工作人员应当记录前款规定信息。其中规定如下情形的投诉，市场监督管理部门不予受理：

（一）投诉事项不属于市场监督管理部门职责，或者本行政机关不具有处理权限的；

（二）法院、仲裁机构、市场监督管理部门或者其他行政机关、消费者协会或者依法成立的其他调解组织已经受理或者处理过同一消费者权益争议的；

（三）不是为生活消费需要购买、使用商品或者接受服务，或者不能证明与被投诉人之间存在消费者权益争议的；

（四）除法律另有规定外，投诉人知道或者应当知道自己的权益受到被投诉人侵害之日起超过三年的；

（五）未提供本法第九条第一款和第十条规定的材料的；

（六）法律、法规、规章规定不予受理的其他情形。[①]

当然，消费者也应当具备一些用药常识，以避免一些用药安全风险的发生。最直观的就是依据处方、药品标签、说明书正确用药。例如，药品根据品种、规格、适应证、剂量及给药途径的不同，分为处方药（Rx）与非处方药（OTC），非处方药分为甲类和乙类。处方药必须凭处方才可购买和使用；非处方药不需要凭处方即可自行判断、购买和使用，医疗机构也可以推荐非处方药。[②] 消费者有权自主选购非处方药，并须按非处方药标签和说明书所示内容使用。而药品广告也需要引起消费者的注意，例如消费者购买药品前养成核对药品广告宣传与药品标签、说明书内容是否一致的习惯，并且处方药只可以在专业性医药报刊进行广告宣传，不应购买在大众媒体宣传的处方药等。

---

① 2019 年 11 月 30 日国家市场监督管理总局令第 20 号《市场监督管理投诉举报处理暂行办法》第 15 条。

② 1999 年 6 月 18 日国家药品监督管理局《处方药与非处方药分类管理办法（试行）》第 2 条。

# 第八章 药品安全立法与监督管理

## 一、我国药品安全法律体系

我国药品安全法律法规体系，同食品法律体系一样覆盖到了各个法律位阶，从药品研发生产到销售使用的各环节来看，其各类别中的法律规定更加完善，逻辑性更强。药品管理法律体系中基础法律法规列举如表8-1所示。

表8-1 药品法律体系

| 类　别 | 基础法律法规列举 |
| --- | --- |
| 药品法律、行政法规、司法解释 | 《中华人民共和国药品管理法》<br>《中华人民共和国药品管理法实施条例（2019修订）》<br>《中华人民共和国中医药法》<br>《中华人民共和国中医药条例》<br>《中华人民共和国疫苗管理法》<br>《中华人民共和国执业药师法》<br>《中华人民共和国专利法（2008修正）》<br>《中华人民共和国专利法实施细则（2010修订）》<br>《中华人民共和国商标法（2019修正）》<br>最高人民法院、最高人民检察院关于办理药品、医疗器械注册申请材料造假刑事案件适用法律若干问题的解释<br>最高人民法院、最高人民检察院关于办理危害药品安全刑事案件适用法律若干问题的解释<br>最高人民法院关于审理食品药品纠纷案件适用法律若干问题的规定 |

续表

| 类　别 | 基础法律法规列举 |
| --- | --- |
| 药品注册 | 《药品注册管理办法》<br>《体外诊断试剂注册管理办法》<br>《医疗机构制剂注册管理办法（试行）》<br>《药品技术转让注册管理规定》<br>《新药注册特殊审批管理规定》<br>《生物制品批签发管理办法》<br>《直接接触药品的包装材料和容器管理办法》 |
| 药品临床试验 | 《药物非临床研究质量管理规范》<br>《药物临床试验质量管理规范》<br>《药物临床试验机构管理规定》<br>《药物临床试验伦理审查工作指导原则》 |
| 药品生产 | 《药品生产质量管理规范》<br>《药品生产监督管理办法》<br>《药品生产质量管理规范认证管理办法》<br>《医疗机构制剂配制监督管理办法》<br>《医疗机构制剂配制质量管理规范（试行）》 |
| 药品经营 | 《药品经营质量管理规范（2016 修正）》<br>《药品经营许可证管理办法（2017 修正）》<br>《处方药与非处方药流通管理暂行规定》<br>《处方药与非处方药分类管理办法（试行）》<br>《药品流通监督管理办法》 |
| 医疗机构药事管理 | 《医疗机构药事管理规定》<br>《医疗机构药品监督管理办法（试行）》<br>《医疗机构处方审核规范》<br>《处方管理办法》<br>《抗菌药物临床应用管理办法》<br>《药品不良反应报告和监测管理办法》<br>《药品召回管理办法》 |

续表

| 类　别 | 基础法律法规列举 |
|---|---|
| 中　药 | 《中华人民共和国中医药法》<br>《中药材生产质量管理规范》<br>《野生药材资源保护管理条例》<br>《中药品种保护条例》<br>《医院中药饮片管理规范》<br>《中药饮片包装管理办法》 |
| 特殊管理的药品 | 《麻醉药品和精神药品管理条例》<br>《医疗机构麻醉药品、第一类精神药品管理规定》<br>《医疗用毒性药品管理办法》<br>《麻醉药品、第一类精神药品购用印鉴卡管理规定》<br>《麻醉药品临床应用指导原则》<br>《精神药品临床应用指导原则》<br>《疫苗流通和预防接种管理条例》<br>《易制毒化学品管理条例》<br>《反兴奋剂条例》<br>《放射性药品管理办法》 |
| 药品质量监督检验 | 《药品质量抽查检验管理办法》<br>《药品质量监督抽查检验工作管理暂行规定》 |
| 药品监督管理 | 《药品 GMP 飞行检查暂行规定》<br>《市场监督管理投诉举报处理暂行办法》<br>《食品药品违法行为举报奖励办法》<br>《食品药品行政处罚程序规定》 |
| 药品标签 | 《药品说明书和标签管理规定》<br>《药品包装、标签规范细则（暂行）》<br>《药品说明书规范细则（暂行）》<br>《非处方药专有标识管理规定（暂行）》 |
| 药品广告 | 《药品、医疗器械、保健食品、特殊医学用途配方食品广告审查管理暂行办法》国家市场监督管理总局令第 21 号 |
| 药品进口 | 《进口药材管理办法》<br>《药品进口管理办法》<br>《捐赠药品进口管理规定》<br>《蛋白同化制剂和肽类激素进出口管理办法》 |

| 类　别 | 基础法律法规列举 |
| --- | --- |
| 执业药师管理 | 《执业药师注册管理暂行办法》<br>《执业药师继续教育管理试行办法》<br>《执业药师业务规范（试行）》 |
| 互联网医药 | 《互联网信息服务管理办法》<br>《互联网药品交易服务审批暂行规定》<br>《互联网药品信息服务管理办法》<br>《互联网诊疗管理办法》<br>《互联网医院管理办法（试行）》 |
| 药品专利 | 《中美政府关于保护知识产权的谅解备忘录》<br>《药品行政保护条例》<br>《保护工业产权巴黎公约（1980 修订)》<br>《与贸易有关的知识产权协定（TRIPS 协定)》<br>《药品试验数据保护实施办法（暂行）（征求意见稿)》 |
| 药品商标 | 《中华人民共和国商标法实施条例（2014 修订)》<br>《商标审查及审理标准》 |

## 二、我国药品监督管理机构

在本书上篇食品安全第二章第二节有关于涉及食药安全的国务院机构及其下设机关的描述，药品方面的国家机关组织，如 2009 年 5 月 11 日中华人民共和国卫生部官方网站对外宣布成立的国务院医改工作领导小组成立的国家基本药物工作委员会，国务院部委中，从药品监督管理的角度横向分类来看，可将国家药品监督管理机构分为两个类别：药品的管理工作相关部门和一些专业技术机构，其中药品专业技术机构，承担依法实施药品监督管理所需的审评、检验、核查、监测与评价等工作。① 具体梳理如图 8-1 所示。

---

① 《中华人民共和国药品管理法》第 11 条。

```
                                    ┌─ 国家市场监督管理局 ─── 国家药品监督管理局
                                    │
                                    ├─ 国家卫生健康委员会 ─── 国家中医药管理局
                  ┌─ 管理工作相关部门 ─┤
                  │                  ├─ 医疗保障局
                  │                  │
                  │                  ├─ 国家发展和改革委员会
                  │                  │
                  │                  └─ 海关总署
    ┌─────────┐   │
    │ 药品监管 │───┤
    │   机构   │   │                  ┌─ 国家药典委员会
    └─────────┘   │                  │
                  │                  ├─ 中国食品药品检定研究院
                  │                  │
                  │                  ├─ 食品药品审核查验中心
                  │                  │
                  └─ 专业技术机构 ─────┤─ 药品审评中心
                                     │
                                     ├─ 药品评价中心
                                     │
                                     ├─ 国家中药品种保护审评委员会
                                     │
                                     ├─ 行政事项受理服务和投诉举报中心
                                     │
                                     └─ 执业药师资格认证中心
```

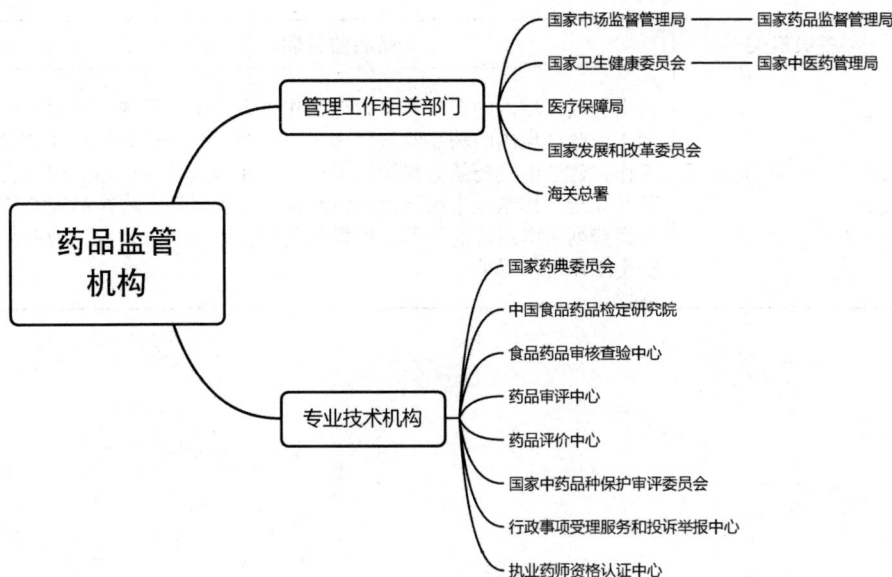

**图 8 - 1　我国药品监督管理机构**

如将药品监督管理机构按照职责纵向划分，则根据《药品管理法》的规定可知，各级药品监督管理部门及相应的监管职责如表 8 - 2。

**表 8 - 2　各级药品监督管理部门职责**

| 各级机关 | 药品监管职责 |
|---|---|
| 国务院药品监督管理部门 | 主管全国药品监督管理工作。配合国务院有关部门，执行国家药品行业发展规划和产业政策 |
| 国务院有关部门 | 在各自职责范围内负责与药品有关的监督管理工作 |
| 省、自治区、直辖市人民政府药品监督管理部门 | 负责本行政区域内的药品监督管理工作 |
| 设区的市级、县级人民政府承担药品监督管理职责的部门 | 负责本行政区域内的药品监督管理工作 |
| 县级以上地方人民政府有关部门 | 在各自职责范围内负责与药品有关的监督管理工作 |

| 各级机关 | 药品监管职责 |
|---|---|
| 县级以上地方人民政府 | 对本行政区域内的药品监督管理工作负责，统一领导、组织、协调本行政区域内的药品监督管理工作以及药品安全突发事件应对工作，建立健全药品监督管理工作机制和信息共享机制。应当将药品安全工作纳入本级国民经济和社会发展规划，将药品安全工作经费列入本级政府预算，加强药品监督管理能力建设，为药品安全工作提供保障 |

# 第九章　药品研制与生产

## 一、药品研制

### （一）药品注册

药品注册，根据国家市场监督管理总局颁布的 2020 年 7 月 1 日起施行的新版《药品注册管理办法》，是指药品注册申请人（以下简称"申请人"）依照法定程序和相关要求提出药物临床试验、药品上市许可、再注册等申请以及补充申请，药品监督管理部门基于法律法规和现有科学认知进行安全性、有效性和质量可控性等审查，决定是否同意其申请的活动。[①]因而药品注册的核心目标是保证药品的安全性、有效性和质量可控性。另有针对特定情形、特定产品的药品注册法规，如《医疗机构制剂注册管理办法》《药品技术转让注册管理规定》《新药注册特殊审批管理规定》及《生物制品批签发管理办法》。

新版《药品注册管理办法》规定，药品注册相关机构及职责如图 9 – 1 所示。

---

[①]　2020 年 1 月 22 日国家市场监督管理总局令第 27 号《药品注册管理办法》第 3 条。

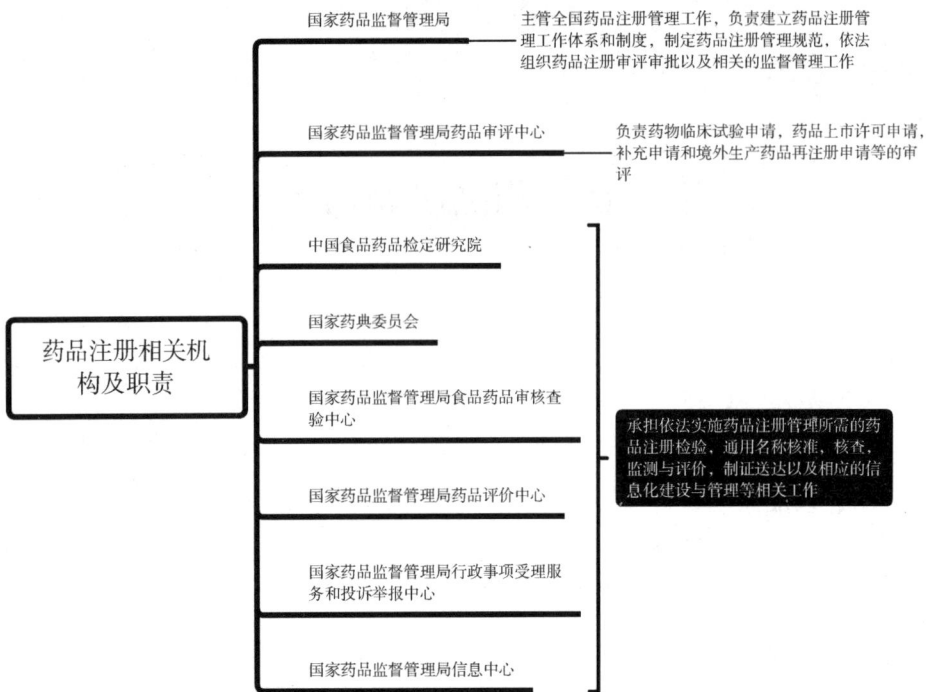

**图 9 - 1　药品注册相关机构及职责**

从药品的研制到生产需经历三个阶段：临床前的实验室研究阶段、临床前研究阶段和上市后研究阶段，如图 9 - 2 所示。

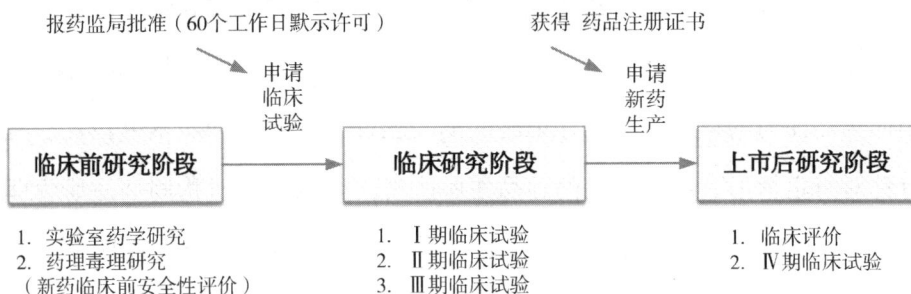

**图 9 - 2　药品研制的三个阶段**

新版《药品注册管理办法》出台后，在药品注册领域落实了近年来审评审批改革精神，结合了药品上市许可持有人制度、药物临床试验默示许可、关联审评审批、优先审评审批等多项举措,从药物临床试验、上市许可、检查检验等几个注册阶段进行规范。明确了药品上市注册的 IND/NDA/OTC 申报路径,设立了 4 个加快上市的审批通道:突破性治疗药物程序、附条件批准程序、优先审评审批程序和特别审批程序等。具体注册申报上,国家药品监督管理局药品审评中心组织于 2020 年 7 月 8 日发布《药品注册申报资料格式体例与整理规范》,该规范自 2020 年 10 月 1 日起施行。

### (二) 药品上市许可持有人制度

关于药品上市许可持有人(marketing authorization holder,MAH,以下简称"持有人")制度,持有人是指取得药品注册证书的企业或者药品研制机构等,可以自行生产药品,也可以委托药品生产企业生产,从而改变了之前只可由生产企业持有药品批号,无法实现药品委托生产的规定。该制度是自 2016 年 6 月 6 日国务院办公厅发布《国务院办公厅关于印发药品上市许可持有人制度试点方案的通知(国办发〔2016〕41 号)》并在北京、天津、河北、上海、江苏、浙江、福建、山东、广东、四川等十个省、直辖市试点成功后,于新《药品管理法》确立的药品注册新制度。申请人取得药品注册证书后,为药品上市许可持有人。药品上市许可持有人对药品的全生命周期负责,包括对药品的非临床研究、临床试验、生产经营、上市后研究,以及不良反应监测、告与处理等承担责任。其他从事药品研制、生产、经营、储存、运输、使用等活动的单位和个人依法承担相应责任。

根据国家市场监督管理总局新修订的于 2020 年 7 月 1 日实施的《药品生产监督管理办法》的规定,药品上市许可持有人应当建立药品质量保证体系，履行药品上市放行责任，对其取得药品注册证书的药品质量负责。①委托他人生产制剂的药品上市许可持有人，也应当申请办理药品生产许可证，事先与符合条件的药品生产企业签订委托协议和质量协议，将相关协议和实际生产场地申请资料合并提交至药品上市许可持有人所在地省级药品监督管理部门申请许可，同时需要具备如下条件：

（一）有依法经过资格认定的药学技术人员、工程技术人员及相应的技术工人，法定代表人、企业负责人、生产管理负责人（以下称生产负责人）、质量管理负责人（以下简称"质量负责人"）、质量受权人及其他相关人员符合《药品管理法》《疫苗管理法》规定的条件；

（二）有能对所生产药品进行质量管理和质量检验的机构、人员；

（三）有保证药品质量的规章制度，并符合药品生产质量管理规范要求。②

总体而言，药品上市许可持有人生产药品需要的资质如图 9 - 3 所示。

（三）药品临床试验

药品的研制需要经历临床试验，临床试验（clinical trial），指以人体（患者或健康受试者）为对象的试验，意在发现或验证某种试验药物的临床医学、药理学以及其他药效学作用、不良反应，或者试验药物的吸收、分布、代谢和排泄，以确定药物的疗效与安全性的系统性试验。③ 其不同于非临床研究——不在人体上进行的生物医学研究。

新《药品管理法》实施后，将药品临床试验由原来的需要事先审批改为默示许可制，即按照国务院药品监督管理部门的规定如实报送研制方

① 2020 年 1 月 15 日国家市场监督管理总局令第 28 号《药品生产监督管理办法》第 3 条。
② 2020 年 1 月 15 日国家市场监督管理总局令第 28 号《药品生产监督管理办法》第 6 条。
③ 2020 年 4 月 23 日国家药监局、国家卫生健康委发布的《药物临床试验质量管理规范》第 11 条第 1 款。

生产方式　　　　　　　　　要　求

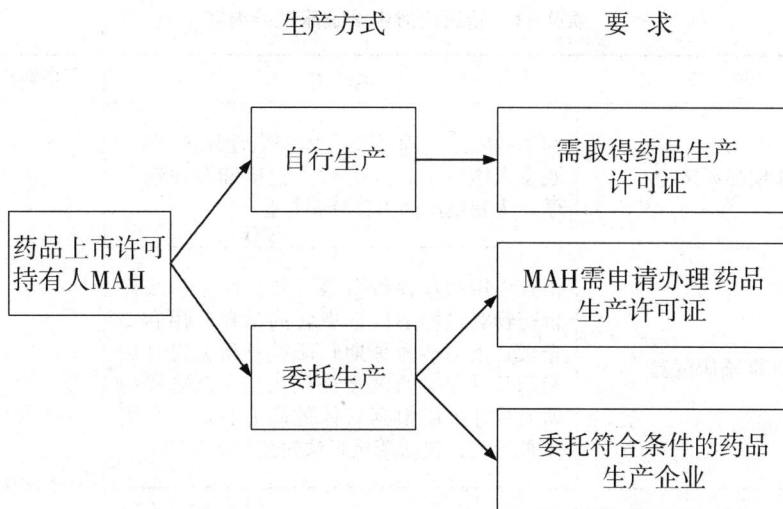

图9-3　药品上市许可持有人生产药品所需资质

法、质量指标、药理及毒理试验结果等有关数据、资料和样品，经国务院药品监督管理部门批准。国务院药品监督管理部门应当自受理临床试验申请之日起六十个工作日内决定是否同意并通知临床试验申办者，逾期未通知的，视为同意。对生物等效性试验以及药物临床试验机构实行备案管理制，而对于药物临床试验机构则实行备案管理。① 由国家药品监督管理局药品审评中心（以下简称药品审评中心）负责药物临床试验申请、药品上市许可申请、补充申请和境外生产药品再注册申请等的审评。

　　具体地，根据新版《药品注册管理办法》，药品临床试验包括生物等效性试验和四期临床试验，具体试验内容如表9-1所示。

_____

① 《中华人民共和国药品管理法》第19条。

表 9 – 1　新药注册申请临床试验内容

| 阶　段 | 内　容 | 开展程序 |
|---|---|---|
| Ⅰ期临床试验 | 初步的临床药理学及人体安全性评价试验。观察人体对于新药的耐受程度和药代动力学，为制定给药方案提供依据 | 审评审批 |
| Ⅱ期临床试验 | 治疗作用初步评价阶段。其目的是初步评价药物对目标适应证患者的治疗作用和安全性，也包括为Ⅲ期临床试验研究设计和给药剂量方案的确定提供依据。此阶段的研究设计可以根据具体的研究目的，采用多种形式，包括随机盲法对照临床试验 | |
| Ⅲ期临床试验 | 治疗作用确证阶段。其目的是进一步验证药物对目标适应证患者的治疗作用和安全性，评价利益与风险关系，最终为药物注册申请的审查提供充分的依据。试验一般应为具有足够样本量的随机盲法对照试验 | |
| Ⅳ期临床试验 | 新药上市后应用研究阶段。其目的是考察在广泛使用条件下的药物的疗效和不良反应，评价在普通或者特殊人群中使用的利益与风险关系，以及改进给药剂量等 | |
| 生物等效性试验（bioequivalency，BE） | 是指用生物利用度研究的方法，以药代动力学参数为指标，比较同一种药物的相同或者不同剂型的制剂，在相同的试验条件下，其活性成分吸收程度和速度有无统计学差异的人体试验 | 备　案 |

从事药品研制活动，生物等效性试验等非临床研究阶段应当遵守药物非临床研究质量管理规范（good laboratory practice，GLP），如原国家食品药品监督管理总局制定，并于 2017 年 9 月 1 日起施行的《药物非临床研究质量管理规范》；临床试验阶段应当遵循药物临床试验质量管理规范（good clinical practice，GCP），保证药品研制全过程持续符合法定要求。如国家药监局、国家卫生健康委发布，于 2020 年 7 月 1 日起施行的《药物临床试验质量管理规范》。

药品临床试验中主要涉及五个主体：申办者（药企）、研究机构（医院）、受试者（自然人）、研究者（试验现场的负责人，如主任医师）、合同研究组织（contract research organization，CRO）等。各主体间关系及所签订的合同如图9－4所示。

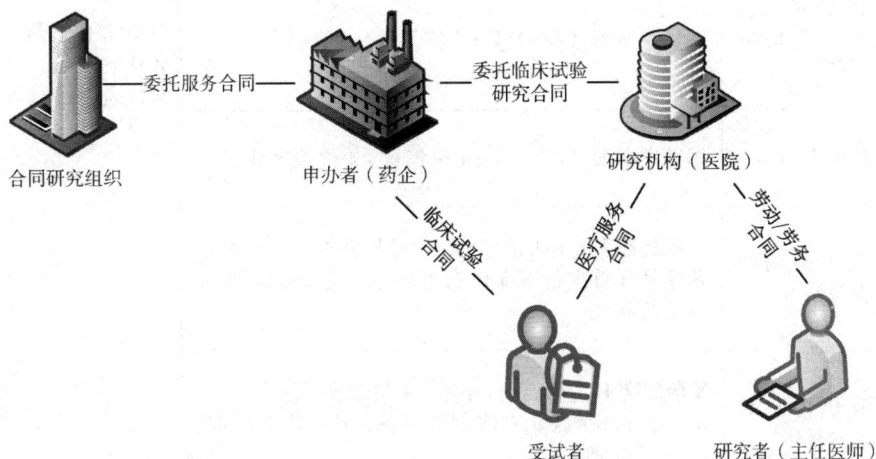

图9－4　药品临床试验各主体间法律关系

（四）药品批准文号

在新《药品注册管理办法》实施后，药品批准文号也经历了改革，分为境内生产药品，中国香港、澳门、台湾地区生产药品，境外生产药品三大类，对于中药，在2018年2月国家食品药品监督管理总局关于对医疗机构应用传统工艺配制中药制剂实施备案管理的公告中有具体规定。此外需要与药品区分的有医疗机构制剂、进口中药材批件编号格式、传统中药制剂备案号等，其批准文号汇总如表9－2所示。

### 表9-2 药品相关批准文号格式汇总

| 药品相关批准文号 | | |
| --- | --- | --- |
| 文件 | 证号格式 | 说明 |
| 境内生产药品 | 国药准字H（Z/S）+四位年号+4位顺序号 | H代表化学药<br>Z代表中药<br>S代表生物制品 |
| 中国香港、澳门和台湾地区生产药品 | 国药准字H（Z/S）C+4位年号+4位顺序号 | |
| 境外生产药品 | 国药准字H（Z/S）J+4位年号+4位顺序号 | |
| 传统中药制剂备案号 | X药制备字Z+四位年号+4位顺序号+3位变更顺序号（首次备案3位变更顺序号为000）。X为省份简称 | |
| 医疗机构制剂批准文号 | X药制字H（Z）四位年号+4位顺序号。<br>X-省、自治区、直辖市的简称；H-化学制剂；<br>Z-中药制剂 | |
| 进口中药材批件编号格式 | （省、自治区、直辖市简称）药材进字+4位年号+4位顺序号 | |
| 传统中药制剂备案号 | X药制备字Z+4位年号+4位顺序号+3位变更顺序号（首次备案3位变更顺序号为000）。X为省份简称 | |

## 二、药品生产

新版《药品生产监督管理办法》经国家市场监督管理总局2020年第1次局务会议审议通过，自2020年7月1日起施行。此次修订全面落实了新《药品管理法》中药品上市许可持有人（MAH）制度、增加生产管理专章、明确了药品生产监督机构的职责和分工、强化了药品生产监督检查、加强了对安全生产责任的处罚。

## （一）药品生产许可及生产质量管理

药品生产环节从源头决定了药品的质量与安全。从事药品生产活动，不论是处方药还是非处方药，取得药品生产许可证是必要条件，由于新《药品管理法》规定了药品上市许可持有人制度，拟在我国从事药品生产的企业所需资质略有变动，具体如图9－5所示。

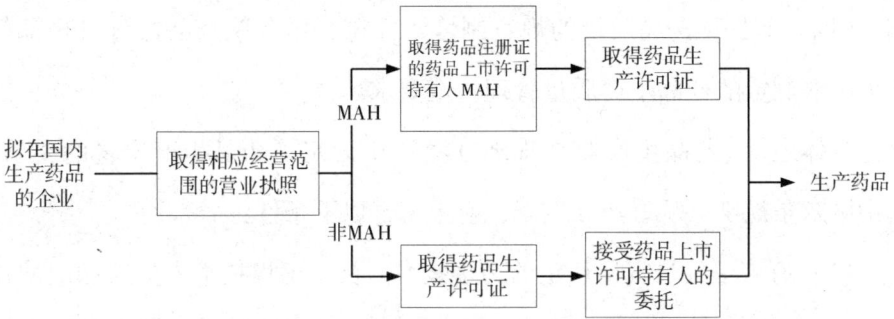

**图 9 - 5　拟在我国从事药品生产的企业所需资质**

如上图所示，拟在国内生产药品的企业，首先需要取得具有药品生产经营范围的营业执照。持有人计划生产的，在持有人取得药品注册证之后，还需要取得药品生产许可证方可生产；非持有人计划生产药品，该企业在取得药品生产许可证后，还需要接受持有人的委托方能生产该类药品。

药品生产企业还应当遵守《药品生产质量管理规范》（good manufacturing practices，GMP）。在新的《药品管理法》实施后，不再强调从事生产活动需要事前进行 GMP 认证，实现生产许可证和 GMP 两证合一。药品生产企业应当持续遵守《药品生产质量管理规范》，建立健全药品生产质量管理体系，保证药品生产全过程持续符合法定要求。因此，省略了事前的 GMP 认证表面来看是放宽了进入条件，实际上是加强了监管力度、延长了监管周期，企业需要持续具备合法合规经营的意识。根据《药品管理法》的规定，从事药品生产活动应当具备的 GMP 要求如下。

（一）有依法经过资格认定的药学技术人员、工程技术人员及相应的技术工人；

（二）有与药品生产相适应的厂房、设施和卫生环境；

（三）有能对所生产药品进行质量管理和质量检验的机构、人员及必要的仪器设备；

（四）有保证药品质量的规章制度，并符合国务院药品监督管理部门依据本法制定的药品生产质量管理规范要求。①

具体地，《药品生产监督管理办法》中规定了药品生产质量的要求，其中第六条规定，从事药品生产，应当符合以下条件：

（1）有依法经过资格认定的药学技术人员、工程技术人员及相应的技术工人，法定代表人、企业负责人、生产管理负责人（以下称生产负责人）、质量管理负责人（以下称质量负责人）、质量受权人及其他相关人员符合《药品管理法》《疫苗管理法》规定的条件；

（2）有与药品生产相适应的厂房、设施、设备和卫生环境；

（3）有能对所生产药品进行质量管理和质量检验的机构、人员；

（4）有能对所生产药品进行质量管理和质量检验的必要的仪器设备；

（5）有保证药品质量的规章制度，并符合药品生产质量管理规范要求。

从事疫苗生产活动的，还应当具备下列条件：

（一）具备适度规模和足够的产能储备；

（二）具有保证生物安全的制度和设施、设备；

---

① 《中华人民共和国药品管理法》第 42 条。

（三）符合疾病预防、控制需要。

经省级政府验收合格的生产企业，发给药品生产许可证，有效期为 5 年。根据 2020 年 7 月 1 日生效的《药品生产监督管理办法》，药品生产许可证编号格式为"省份简称 + 四位年号 + 四位顺序号"。其中，药品生产许可证上有分类码，其种类如表 9 - 3 所示。

表 9 - 3  药品生产许可证分类码释义

| 分类码 | 代　表 |
| --- | --- |
| A | 自行生产的药品上市许可持有人 |
| B | 委托生产的药品上市许可持有人 |
| C | 接受委托的药品生产企业 |
| D | 原料药生产企业 |
| 小写字母用于区分制剂属性 | |
| h | 化学药 |
| z | 中成药 |
| s | 生物制品 |
| d | 按药品管理的体外诊断试剂 |
| y | 中药饮片 |
| q | 医用气体 |
| t | 特殊药品 |
| x | 其他 |

根据《药品管理法》的规定，未取得药品生产许可证生产药品的，责令关闭，没收违法生产、销售的药品和违法所得，并处违法生产、销售的药品（包括已售出和未售出的药品，下同）货值金额十五倍以上三十倍以下的罚款；货值金额不足十万元的，按十万元计算。①

---

① 《中华人民共和国药品管理法》第 115 条。

（二）药品不良反应报告及召回管理

1. 药品不良反应报告和监测

药品不良反应报告和监测，是指药品不良反应的发现、报告、评价和控制的过程。[①] 药品不良反应报告和监测的内容，主要规定在 2011 年 7 月 1 日卫生部施行的《药品不良反应报告和监测管理办法》中，药品不良反应的内容如表 9 - 4 所示。

表 9 - 4　药品不良反应的种类及情形/释义

| 药品不良反应的种类 | 情形/释义 |
| --- | --- |
| 药品不良反应 | 是指合格药品在正常用法用量下出现的与用药目的无关的有害反应 |
| 严重药品不良反应 | 是指因使用药品引起以下损害情形之一的反应：<br>1. 导致死亡；<br>2. 危及生命；<br>3. 致癌、致畸、致出生缺陷；<br>4. 导致显著的或者永久的人体伤残或者器官功能的损伤；<br>5. 导致住院或者住院时间延长；<br>6. 导致其他重要医学事件，如不进行治疗可能出现上述所列情况的 |
| 新的药品不良反应 | 是指药品说明书中未载明的不良反应。说明书中已有描述，但不良反应发生的性质、程度、后果或者频率与说明书描述不一致或者更严重的，按照新的药品不良反应处理 |
| 药品群体不良事件 | 是指同一药品在使用过程中，在相对集中的时间、区域内，对一定数量人群的身体健康或者生命安全造成损害或者威胁，需要予以紧急处置的事件。<br>同一药品：指同一生产企业生产的同一药品名称、同一剂型、同一规格的药品 |

药品上市许可持有人、药品生产企业、药品经营企业和医疗机构应当

---

① 2010 年 12 月 13 日中华人民共和国卫生部《药品不良反应报告和监测管理办法》第 63 条第 2 款。

经常考察本单位的药品质量、疗效和不良反应。发现疑似不良反应的，应当及时按照要求向药品监督管理部门和卫生健康管理部门报告。

2. 药品召回管理

药品召回，在新《药品管理法》实施之前，是指药品生产企业（包括进口药品的境外制药厂商，下同）按照规定的程序收回已上市销售的存在安全隐患的药品。① 其中，安全隐患，是指由于研发、生产等原因可能使药品具有的危及人体健康和生命安全的不合理危险。② 新《药品管理法》实施后，将药品上市许可持有人纳入召回责任主体："药品存在质量问题或者其他安全隐患的，药品上市许可持有人应当立即停止销售，告知相关药品经营企业和医疗机构停止销售和使用，召回已销售的药品，及时公开召回信息，必要时应当立即停止生产，并将药品召回和处理情况向省、自治区、直辖市人民政府药品监督管理部门和卫生健康主管部门报告。药品生产企业、药品经营企业和医疗机构应当配合。药品上市许可持有人依法应当召回药品而未召回的，省、自治区、直辖市人民政府药品监督管理部门应当责令其召回。"③ 总体来看，药品召回的责任主体包括：境内药品上市许可持有人、药品生产企业、药品经营企业、药品使用单位、进口药品的境外制药厂商、进口药品境外药品上市许可持有人、境外代理人指定的代理人等，各主体关系如图 9-6 所示。

关于药品召回具体的规范是 2007 年国家食品药品监督管理局出台的《药品召回管理办法》，该规范在新《药品管理法》出台后有待修订，目前来看，药品召回分为两种：主动召回和责令召回。主动召回是指药品生产企业主动分析收集到的信息，经进行调查评估发现药品存在安全隐患

① 2007 年 12 月 10 日国家食品药品监督管理局令第 29 号《药品召回管理办法》，第 3 条。
② 2007 年 12 月 10 日国家食品药品监督管理局令第 29 号《药品召回管理办法》，第 4 条。
③ 《中华人民共和国药品管理法》第 82 条。

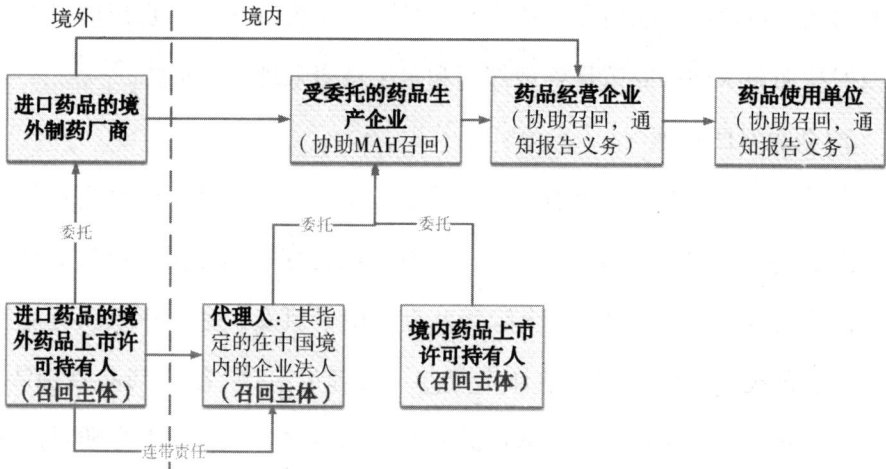

图 9 - 6　召回参与主体的关系

的，由该药品生产企业决定召回。责令召回是药品监管部门经调查评估，认为存在安全隐患，责令药品生产企业召回药品。而药品召回根据严重程度不同分为如下三级，见表 9 - 5。

表 9 - 5　药品召回分级

| 分　级 | 释　义 |
|---|---|
| 一级召回 | 对使用该药品可能引起严重健康危害的 |
| 二级召回 | 对使用该药品可能引起暂时的或者可逆的健康危害的 |
| 三级召回 | 使用该药品一般不会引起健康危害，但由于其他原因需要收回的 |

新《药品管理法》不仅将药品上市许可持有人作为召回负责主体，更明确了药品上市许可持有人在药品上市后的管理要求。规定了药品上市许可持有人逐年将药品生产销售、上市后研究、风险管理等情况按照规定向药品监管部门报告的年度报告制度。要求药品上市许可持有人主动开展上市后研究，进一步确证药品安全性、有效性和质量可控性，对已识别风险的药品及时采取风险控制措施。给用药者造成损害的，依法承担赔偿责任。

# 第十章　药品经营与医疗机构药事管理

## 一、药品经营许可及经营质量管理

药品的经营包括批发和零售，我国药品经营所实施的制度为许可制。根据《药品管理法》的规定，除药品上市许可持有人从事药品批发活动无须取得经营资质外，药品的经营均需取得药品经营许可证。[①] 关于药品经营许可相关的内容规定在《药品经营许可管理办法》中，其中规定药品经营类别包括：处方药、甲类非处方药、乙类非处方药，其标识如图 10－1 所示。其中，处方药和甲类非处方药标识颜色为红白相间，乙类非处方药标识颜色为绿白相间。除经营乙类非处方药的药品零售企业无须具有药品经营企业许可证外，其他类药品的批发和零售均需取得药品经营许可证。

药品经营企业经营范围包括：麻醉药品、精神药品、医疗用毒性药品；生物制品；中药材、中药饮片、中成药、化学原料药及其制剂、抗生素原料药及其制剂、生化药品。从事药品零售的，应先核定经营类别，确定申办人经营处方药或非处方药、乙类非处方药的资格，并在经营范围中

---

① 《中华人民共和国药品管理法》第 34 条。

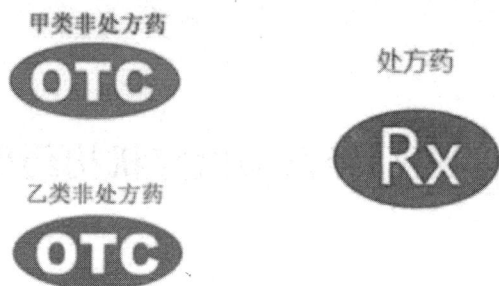

图 10 - 1　处方药、甲类非处方药、乙类非处方药标识

予以明确，再核定具体经营范围。医疗用毒性药品、麻醉药品、精神药品、放射性药品和预防性生物制品的核定按照国家特殊药品管理和预防性生物制品管理的有关规定执行。① 拟在我国从事药品经营的企业所需资质如图 10 - 2 所示。

如图 10 - 2，拟在国内从事药品销售活动的企业，在取得相应经营范围的营业执照后，涉及三类主体（药品生产企业、药品经营企业、持有人）和两类情形：情形一，持有人计划经营的，在取得药品注册证、药品生产许可证后，自行销售的持有人从事批发活动无须取得药品经营许可证，从事药品零售活动的则需取得药品经营许可证，而持有人委托销售的需委托符合条件的药品经营企业；情形二，药品生产企业和药品经营企业销售药品的，均需取得药品经营许可证后方可从事药品销售活动。

根据新《药品管理法》的规定，从事药品经营活动不再要求进行 GSP（good supply practice）认证，也不再发放药品经营质量管理规范认证证书，而是将 GSP 规范的要求纳入药品经营企业的指标要求中，要求药品经营企

---

① 2017 年 11 月 17 日国家食品药品监督管理总局第 37 号《药品经营许可证管理办法（2017 修正）》第 7 条。

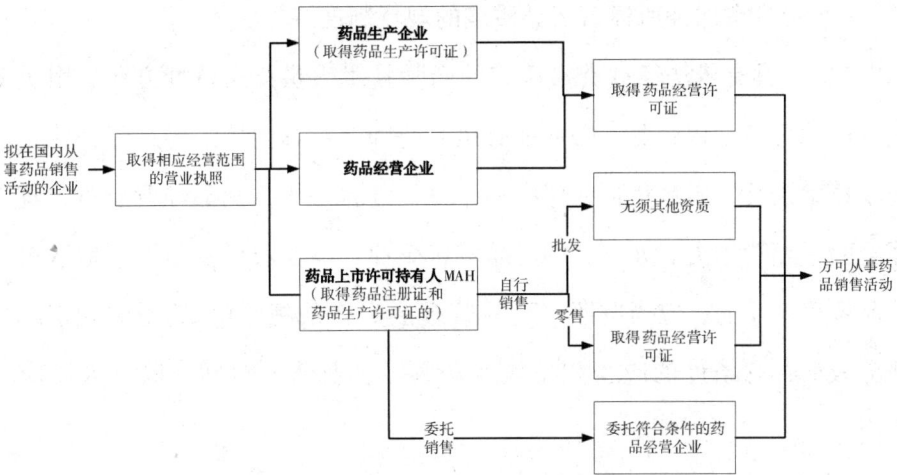

**图 10 – 2　拟在我国从事药品经营的企业所需资质**

业在经营活动中持续符合 GSP 要求，同时大幅度提升违反 GSP 的法律责任，实现事中事后的强监管。

根据新《药品管理法》规定，药品经营活动应当符合如下要求：

（一）有依法经过资格认定的药师或者其他药学技术人员；

（二）有与所经营药品相适应的营业场所、设备、仓储设施和卫生环境；

（三）有与所经营药品相适应的质量管理机构或者人员；

（四）有保证药品质量的规章制度，并符合国务院药品监督管理部门依据本法制定的药品经营质量管理规范要求。

具体地，《药品经营质量管理规范》中规定了药品批发、零售等经营质量的人员要求、设施设备、文件制度、计算机系统、采购、收货与验收、陈列储存与养护销售、出库、运输与配送、售后等细节要求。总之，根据《药品经营质量管理规范》的规定，开办药品零售企业，应符合当地常住人口数量、地域、交通状况和实际需要的要求，符合方便群众购药的原则，并符合以下设置规定：

（一）具有保证所经营药品质量的规章制度。

（二）具有依法经过资格认定的药学技术人员；经营处方药、甲类非处方药的药品零售企业，必须配有执业药师或者其他依法经过资格认定的药学技术人员。质量负责人应有一年以上（含一年）药品经营质量管理工作经验。经营乙类非处方药的药品零售企业，以及农村乡镇以下地区设立药品零售企业的，应当按照《药品管理法实施条例》第15条的规定配备业务人员，有条件的应当配备执业药师。企业营业时间，以上人员应当在岗。

（三）企业、企业法定代表人、企业负责人、质量负责人无《药品管理法》第75条、第82条规定情形的。

（四）具有与所经营药品相适应的营业场所、设备、仓储设施以及卫生环境。在超市等其他商业企业内设立零售药店的，必须具有独立的区域。

（五）具有能够配备满足当地消费者所需药品的能力，并能保证24小时供应。药品零售企业应备有的国家基本药物品种数量由各省、自治区、直辖市食品药品监督管理部门结合当地具体情况确定。国家对经营麻醉药品、精神药品、医疗用毒性药品、预防性生物制品另有规定的，从其规定。①

开办药品批发企业，应符合省、自治区、直辖市药品批发企业合理布局的要求，并符合以下设置标准：

（一）具有保证所经营药品质量的规章制度。

（二）企业、企业法定代表人或企业负责人、质量管理负责人无《药品管理法》第75条、第82条规定的情形。

---

① 2017年11月17日国家食品药品监督管理总局令第37号《药品经营许可证管理办法（2017修正）》第5条。

（三）具有与经营规模相适应的一定数量的执业药师。质量管理负责人具有大学以上学历，且必须是执业药师。

（四）具有能够保证药品储存质量要求的、与其经营品种和规模相适应的常温库、阴凉库、冷库。仓库中具有适合药品储存的专用货架和实现药品入库、传送、分检、上架、出库现代物流系统的装置和设备。

（五）具有独立的计算机管理信息系统，能覆盖企业内药品的购进、储存、销售以及经营和质量控制的全过程；能全面记录企业经营管理及实施《药品经营质量管理规范》方面的信息；符合《药品经营质量管理规范》对药品经营各环节的要求，并具有可以实现接受当地食品药品监督管理部门监管的条件。

（六）具有符合《药品经营质量管理规范》对药品营业场所及辅助、办公用房，仓库管理，仓库内药品质量安全保障和进出库、在库储存与养护方面的条件。国家对经营麻醉药品、精神药品、医疗用毒性药品、预防性生物制品另有规定的，从其规定。[①]

## 二、网络药品交易

随着互联网的发展以及人们生活水平提升所产生的生活便利的需求，当前网络药品交易已非常普遍。网络药品相关的服务大致包括互联网药品信息服务和互联网药品交易。药品网络销售，是指通过网络（含移动互联网等网络）从事药品交易相关活动的行为。

互联网药品信息服务，根据《互联网药品信息服务管理办法》，分为经营性和非经营性，是指通过互联网向上网用户提供药品（含医疗器械）

---

[①] 2017 年 11 月 17 日国家食品药品监督管理总局令第 37 号《药品经营许可证管理办法（2017 修正）》第 4 条。

信息的服务活动。① 需要企业申请办理互联网药品信息服务资格证书。

互联网药品交易，根据《互联网药品交易服务审批暂行规定》，是指通过互联网提供药品（包括医疗器械、直接接触药品的包装材料和容器）交易服务的电子商务活动。② 企业需申请取得互联网药品交易服务机构资格证书，药品交易模式也较为丰富。

（1）B2B（Business – to – Business），企业与企业间通过自建网站购销药品）。

（2）B2C（Business – to – Consumer），企业通过自建网站与个人销售药品）。

（3）O2O（Online to Offline），在线离线/线上到线下，网订店送/取。

当然，当企业不使用自建网站时，往往通过药品销售的第三方药品网络交易服务平台提供者（以下简称"第三方平台提供者"）搭建的药品网络交易服务平台（以下简称"第三方平台"）进行网络交易。对第三方平台提供者的要求，《药品管理法》规定，第三方平台提供者应当向所在地省级药品监督管理部门备案。第三方平台提供者应当依法对申请进入平台经营的药品上市许可持有人、药品经营企业的资质等进行审核，保证其符合法定要求，并对发生在平台的药品经营行为进行管理。第三方平台提供者发现进入平台经营的药品上市许可持有人、药品经营企业有违反本法规定行为的，应当及时制止并立即报告所在地县级人民政府药品监督管理部门；发现严重违法行为的，应当立即停止提供网络交易平台服务。③

由此，网络药品交易参与的主体包括：药品上市许可持有人、药品生

---

① 2017 年 11 月 17 日国家食品药品监督管理总局令第 37 号《互联网药品信息服务管理办法》第 2 条。

② 2005 年 12 月 1 日国家食品药品监督管理局《互联网药品交易服务审批暂行规定》第 2 条。

③ 《中华人民共和国药品管理法》第 62 条。

产企业、药品经营（批发/零售）企业、第三方平台提供者（适用于非自建网站时）、药品配送企业等，其各主体关系如图 10 - 3 所示。

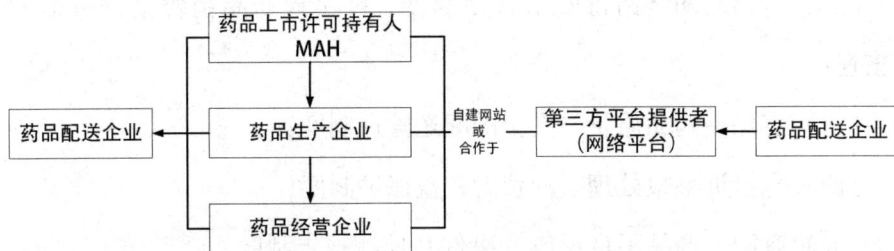

**图 10 - 3　网络药品交易主体的关系**

新《药品管理法》对网络销售药品的行为给予了明确的认可，药品上市许可持有人、药品经营企业通过网络销售药品，应当遵守《药品管理法》关于药品经营的有关规定。国家对施行特殊管理的药品不得在网络上销售，如疫苗、血液制品、麻醉药品、精神药品、医疗用毒性药品、放射性药品、药品类易制毒化学品等。① 综上，网络药品交易除了遵守药品监督管理相关法律法规，还应当遵守互联网监管的相关规定：《中华人民共和国网络安全法》《互联网信息服务管理办法》《互联网药品信息服务管理办法》《互联网药品交易服务审批暂行规定》。

2018 年 2 月 9 日，国家食品药品监管总局曾起草了《药品网络销售监督管理办法》（征求意见稿），意在规范药品网络销售行为，加强药品网络销售监督管理。该征求意见稿主要规定了药品网络销售活动管理和药品网络交易服务平台管理两方面规范。药品网络销售者除符合国家药品监督管理以及网络交易管理的法律、法规、规章要求外，还应当具备下列条件：

---

① 《中华人民共和国药品管理法》第 61 条。

（一）有企业管理实际需要的应用软件、网络安全措施和相关数据库，能够满足业务开展要求；

（二）有药品网络销售安全管理制度，可实现药品销售全程可追溯、可核查；

（三）有保障药品质量与安全的配送管理制度；

（四）有投诉举报处理、消费者权益保护制度；

（五）有网上药品不良反应（事件）监测报告制度。

另外，药品网络销售者为药品生产企业、药品批发企业的，不得向个人消费者销售药品。为药品零售连锁企业的，不得通过网络销售处方药和国家有专门管理要求的药品。药品网络销售者应当在网站首页或者经营活动的主页面醒目位置清晰展示相关资质证明文件、备案凭证和企业联系方式，并将展示的证书信息链接至国家食品药品监督管理总局（现为国家市场监督管理总局）网站对应的数据查询页面。销售对象为个人消费者的，还应当展示执业药师注册证。第三方平台提供者除符合国家药品监督管理以及网络交易管理的法律、法规、规章要求外，还应当具备下列条件：

（一）具备企业法人资格；

（二）有企业管理实际需要的应用软件、网络安全措施和相关数据库，能够满足业务开展要求；

（三）具有保证药品质量安全的制度；

（四）建立的药品网络交易服务平台具有网上查询、生成订单、网上支付、配送管理等交易服务功能；

（五）具有药品质量管理机构，配备两名以上执业药师承担药品质量管理工作；

（六）具有交易和咨询记录保存、投诉管理和争议解决制度、药品不良反应（事件）信息收集制度。

向个人消费者售药提供交易服务的平台还应当具备在线药学服务、消费者评价等功能。药品网络交易服务平台提供者应当将企业名称、法定代表人、社会信用代码、网站名称或者网络客户端应用程序名、网络域名等信息向省级食品药品监督管理部门备案，取得备案凭证。

该征求意见稿对于一些违法情形，例如，不具备药品网络销售条件从事药品网络销售活动的，超出许可范围销售药品的，超出许可方式销售药品的，不符合条件从事药品网络交易服务的处罚方式，亦有所规定，该征求意见稿目前虽未正式出台，但其中对于网络交易各主体的规定仍对企业合规经营具有很强的借鉴意义。

### 三、药品追溯

药品追溯制度是用信息化手段保障药品生产、经营全流程的质量安全，防止假药、劣药进入合法渠道，从而精确实现药品召回。

《药品管理法》中规定，药品上市许可持有人、药品生产企业、药品经营企业和医疗机构应当建立并实施药品追溯制度，按照规定提供追溯信息，保证药品可追溯。而关于中药饮片，其生产企业应履行药品上市许可持有人的相关义务，对中药饮片生产、销售实行全过程管理，建立中药饮片追溯体系，保证中药饮片安全、有效、可追溯。① 相关的法律责任方面，企业未按照规定建立并实施药品追溯制度的，责令限期改正，给予警告；逾期不改正的，处十万元以上五十万元以下的罚款。②

为落实《国务院办公厅关于加快推进重要产品追溯体系建设的意见》（国办发〔2015〕95号），加之2018年长生疫苗事件的发酵，使得药品追

---

① 《中华人民共和国药品管理法》第36条、第39条。
② 《中华人民共和国药品管理法》第127条。

溯成为保障药品安全流通中至关重要的问题，从生产到销售终端全流程的药品追溯体系的建立迫在眉睫。为此，国家药品监督管理局 2018 年 11 月 1 日发布了《国家药监局关于药品信息化追溯体系建设的指导意见》（国药监药管〔2018〕35 号），明确疫苗、麻醉药品、精神药品、药品类易制毒化学品、血液制品等重点产品应率先建立药品信息化追溯体系；基本药物、医保报销药物等消费者普遍关注的产品尽快建立药品信息化追溯体系；其他药品逐步纳入药品信息化追溯体系。并提出两大工作目标：一是药品上市许可持有人、生产企业、经营企业、使用单位通过信息化手段建立药品追溯系统；二是药品生产、流通和使用等环节共同建成覆盖全过程的药品追溯系统，实现药品信息化追溯数据社会公众可自主查验，提升全社会对药品信息化追溯的认知度。

　　具体而言，国家药品监督管理局分别于 2019 年 4 月 19 日、28 日和 2020 年 3 月 11 日发布了药品信息化追溯的相关规定，初步的标准体系见图 10 - 4。

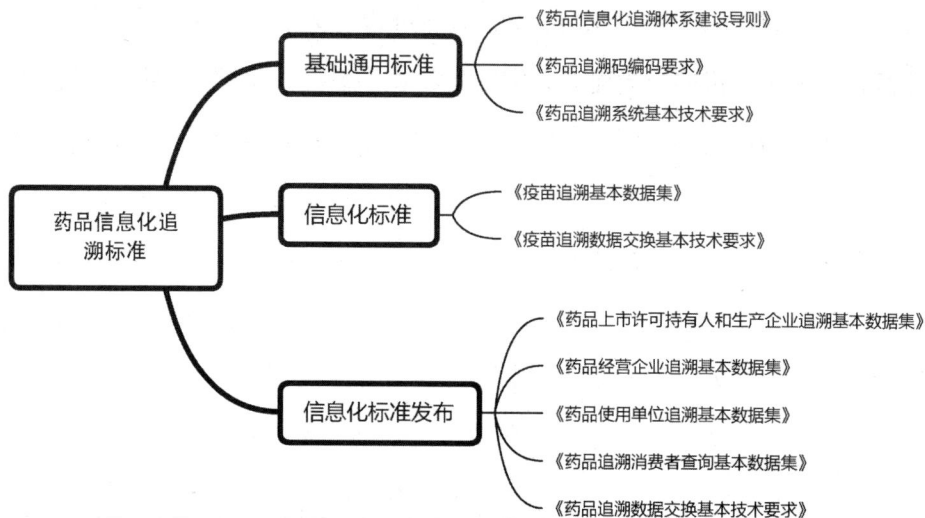

图 10 - 4　药品信息化追溯标准的体系

其中,《药品信息化追溯体系建设导则》中规定了药品追溯体系的六个参与方:

(一)药品上市许可持有人;

(二)药品生产企业;

(三)药品经营企业(药品批发企业/药品零售企业);

(四)药品使用单位;

(五)药品监管部门;

(六)社会参与方等第三方(如行业组织、信息技术企业等)。

各方协同构建出药品信息化追溯体系基本构成见图 10-5。药品信息化追溯体系中的数据交换方主要包括药品追溯协同服务平台(以下简称协同平台)、药品追溯系统(以下简称追溯系统)、药品追溯监管系统(以下简称监管系统)等。由追溯系统与协同平台、监管系统与协同平台、追溯系统与监管系统相互进行药品追溯数据交换。① 目前国家正在大力推动建设该追溯平台。

为方便引导公众用药安全,在此区分药品信息化追溯管理中的几个“码”。

(1)药品追溯码,即药品的“身份证”,用于唯一标识药品各级销售包装单元的代码,由一列数字、字母和(或)符号组成。其编码原则具有实用性、唯一性、可扩展性和通用性。其中,唯一性指向单个药品销售包装单元。在《药品追溯码编码要求》中明确了五项对药品追溯码的基本要求。药品追溯码关联了药品上市许可持有人名称、药品生产企业名称、药品通用名、药品批准文号、药品本位码,以及药品剂型、制剂规格、包装规格、生产日期、生产批号、有效期和单品序列号等信息。

---

① 2020 年 3 月 6 日国家药品监督管理局 NMPAB/T1010-2019《药品追溯数据交换基本技术要求》第 5 条。

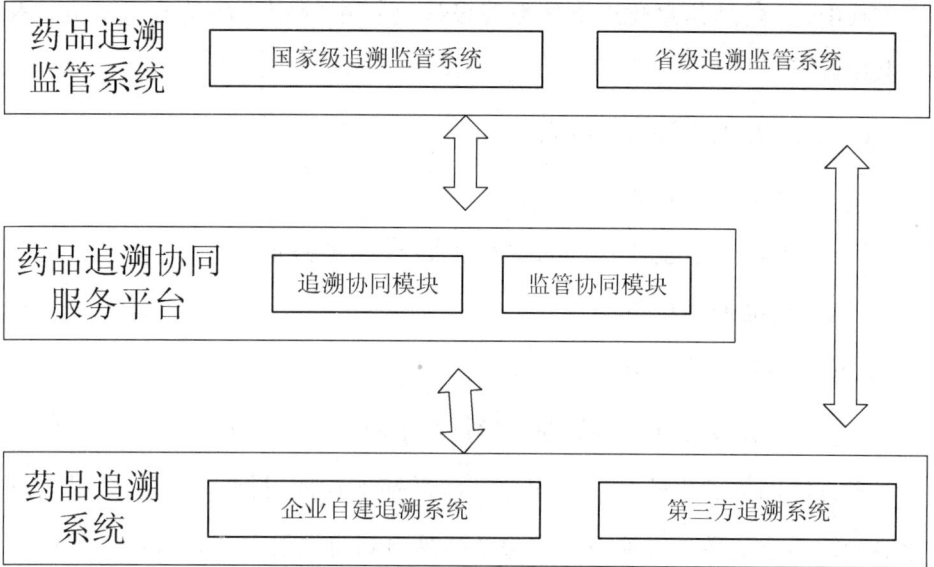

**图 10 – 5　药品信息化追溯体系基本构成**

药品追溯码的载体可以选择一维条码、二维条码或 RFID 标签等。药品追溯码的构成应满足以下要求：

①可由数字、字母和（或）符号组成，包括 GB/T 1988 – 1998《信息技术 信息交换用七位编码字符集》表 2 中的所有字符；

②包含药品标识码，并确保药品标识码在各级别的药品销售包装上保持唯一；

③包含生产标识码：生产标识码应包含单品序列号，并可根据实际需求，包含药品生产批号、生产日期、有效期或失效期等；

④包含校验位，以验证药品追溯码的正确性。①

（2）药品标识码，是用于唯一标识特定于某种与药品上市许可持有人、生产企业、通用名、剂型、制剂规格和包装规格对应药品的唯一性

---

① 2019 年 4 月 19 日国家药品监督管理局 NMPAB/T1002 – 2019《药品追溯码编码要求》第 7 条。

代码。

（3）生产标识码，用于识别药品在生产过程中相关数据的代码。[①]

综上，以上三个"码"不同，其中，药品追溯码与药品标识码其唯一性所指向的内容有所不同，并且药品标识码是药品追溯码的一部分——药品追溯码的前7位为药品标识码。而生产标识码也是药品追溯码的一部分。而我们熟悉的推行了8年的"中国药品电子监管码"，已于2016年2月20日，国家食品药品监督管理总局宣布暂停药品电子监管码。目前市面上存在的药品码包括"中国药品电子监管码""某药产品追溯码""药品追溯码""码上放心·追溯码"等多种，这是由于在药品追溯体系尚未建立的当前，我国的药品追溯市场主要由第三方药品追溯平台和药企自建的追溯系统构成导致，可以在一些市场化的药品追溯平台上进行查询。

## 四、药品进出口

### （一）药品进口

药品进口，即将大陆之外的包括外国或港澳台生产的药品，向大陆注册销售的情形。药品的进口主要遵循《药品管理法》及其实施办法，以及海关相关法律法规。

对进口药品的要求，原则上应当是在生产国家或者地区获得上市许可的药品。从药品资质来看，药品在进口前，国外企业生产的药品要求取得进口药品注册证，中国香港、澳门和台湾地区企业生产的药品要求取得医药产品注册证。除此之外对于进口药品本身的其他规定见表10-1。

---

[①] 2019年4月19日国家药品监督管理局NMPAB/T1002-2019《药品追溯码编码要求》第3条、第4条。

表 10 - 1　针对具体的进口药品的相关规定

| 麻醉药品、精神药品、蛋白同化制剂、肽类激素、易制毒化学品 | 还应当持有国务院药品监督管理部门颁发的进口准许证 |
| --- | --- |
| 禁止进口 | 1. 疗效不确切、不良反应大或者因其他原因危害人体健康的药品；<br>2. 已被注销药品注册证书的药品；<br>3. 未取得药品批准证明文件；<br>4. 各种烈性毒药；<br>5. 鸦片、吗啡、海洛因、大麻以及其他能使人成瘾的麻醉品、精神药物；<br>6. 带有危险性病菌、害虫及其他有害生物的动物、植物及其产品；<br>7. 有碍人畜健康的、来自疫区的以及其他能传播疾病的药品 |
| 应当暂停进口 | 对有证据证明可能存在安全隐患的，药品监督管理部门根据监督检查情况 |

可以进口药品的主体包括企业、医疗机构和个人，其中医疗机构和个人进口药品的条件见表 10 - 2。

表 10 - 2　医疗机构和个人进口药品的条件

| 医疗机构 | 应当持医疗机构执业许可证向国务院药品监督管理部门提出申请；经批准后，方可进口。进口的药品应当在指定医疗机构内用于特定医疗目的 |
| --- | --- |
| 个　人 | 自用携带入境少量药品，按照国家有关规定办理 |

企业是可以进口药品的主体中最主要的一类，一般是拥有药品生产许可证和药品经营许可证的法人，企业进口药品的相关流程如图 10 - 6。

境内 境外

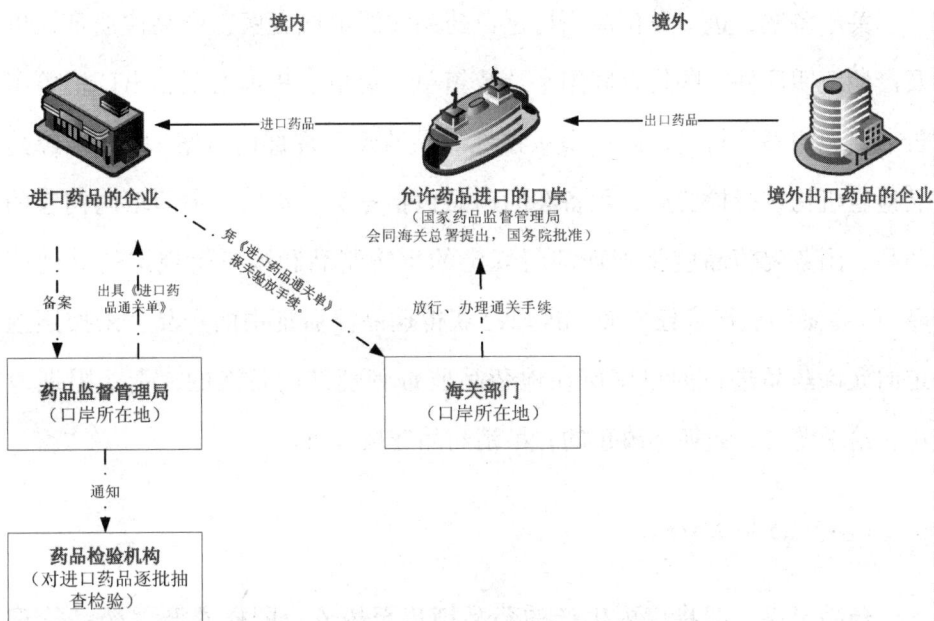

进口药品 出口药品

进口药品的企业 允许药品进口的口岸 境外出口药品的企业
（国家药品监督管理局
会同海关总署提出，国务院批准）

备案 出具《进口药品通关单》 放行、办理通关手续

凭《进口药品通关单》报关验放手续。

药品监督管理局 海关部门
（口岸所在地） （口岸所在地）

通知

药品检验机构
（对进口药品逐批抽查检验）

**图 10－6　药品进口的流程**

　　药品进口流程，根据《药品管理法》第六十四条，药品进口的主体包括：进口药品的企业（以下简称"企业"）、允许药品进口的口岸以及境外出口药品的企业。其中，允许药品进口的口岸应当是国家药品监督管理局会同海关总署提出，最终由国务院批准的口岸。目前经国务院批准的 18 个允许药品进口的口岸城市为：北京市、天津市、上海市、大连市、青岛市、成都市、武汉市、重庆市、厦门市、南京市、杭州市、宁波市、福州市、广州市、深圳市、珠海市、海口市、西安市。① 从药品进口的过程来看，药品应当从允许药品进口的口岸进口，并由企业向口岸所在地药品监督管理部门备案，药品监督管理部门给企业出具进口药品通关单，企业凭进口药品通关单向海关部门办理通关手续，由海关部门放行。

---

① 2003 年 11 月 19 日国家食品药品监督管理局国食药监注〔2003〕第 320 号《关于实施〈药品进口管理办法〉有关事宜的通知》。

关于备案，进口单位应当持进口药品注册证或者医药产品注册证，以及产地证明原件、购货合同副本、装箱单、运单、货运发票、出厂检验报告书、说明书等材料，向口岸所在地药品监督管理部门备案。① 必须经药品检验机构进行检验后方可备案的药品包括三类：首次在中国境内销售的药品、国务院药品监督管理部门规定的生物制品和国务院规定的其他药品。② 备案的法律责任方面，进口已获得药品注册证书的药品，未按照规定向允许药品进口的口岸所在地药品监督管理部门备案的，责令限期改正，给予警告；逾期不改正的，吊销药品注册证书。③

（二） 药品出口

药品出口，即将境内生产的药品销售至境外。同样遵循《药品管理法》及其实施办法及海关相关法律法规。对于出口的药品除如表 10 - 3 中一些特殊药品的要求以及输入国要求外，无特殊的规定。对于药品出口企业资质，需办理对外贸易经营者备案登记，并取得中华人民共和国海关报关单位注册登记证书。

表 10 - 3　特殊药品出口的特别规定

| | |
|---|---|
| 麻醉药品、精神药品 | 还应当持有国务院药品监督管理部门颁发的出口准许证。其中，麻醉药品如外国因医疗需要，向我国要求供应麻醉药品者，由该国政府卫生部向我国卫健委提出申请，经审核批准，发给出口凭照后，方得予以供应 |
| 蛋白同化制剂、肽类激素、易制毒化学品 | 还应当持有国务院药品监督管理部门颁发的出口准许证 |

① 2002 年 8 月 4 日中华人民共和国国务院令第 360 号《中华人民共和国药品管理法实施条例》第 37 条。
② 2003 年 8 月 18 日食品药品监管局、海关总署第 4 号令《药品进口管理办法》第 10 条。
③ 《中华人民共和国药品管理法》第 32 条。

续表

| | |
|---|---|
| 疫　苗 | 国家鼓励疫苗生产企业按照国际采购要求生产、出口疫苗。出口的疫苗应当符合进口国（地区）的标准或者合同要求 |
| 放射性药品 | 应当按照国家有关对外贸易、放射性同位素安全和防护的规定，办理进出口手续 |

### （三）药品进出口法律风险

药品进出口的方式基本包括三类：货运渠道、邮递渠道和个人自带。三类方式均有相应的法律责任。

对于一般的货运渠道，新《药品管理法》实施后，进口国内未批的境外合法新药不再按假药论处，因而也不再因此认定为销售假药罪。但这并不意味着放松药品进出口的监管，同时也明确：禁止未取得药品批准证明文件生产、进口药品。同时明确该行为的法律责任：没收违法生产、进口、销售的药品和违法所得以及专门用于违法生产的原料、辅料、包装材料和生产设备，责令停产停业整顿，并处违法生产、进口、销售的药品货值金额十五倍以上三十倍以下的罚款；货值金额不足十万元的，按十万元计算；情节严重的，吊销药品批准证明文件直至吊销药品生产许可证、药品经营许可证或者医疗机构制剂许可证，对法定代表人、主要负责人、直接负责的主管人员和其他责任人员，没收违法行为发生期间自本单位所获收入，并处所获收入百分之三十以上三倍以下的罚款，十年直至终身禁止从事药品生产经营活动，并可以由公安机关处五日以上十五日以下的拘留。① 由此可以看出，新《药品管理法》对该行为的处罚非常严格，规定了较高的财产刑幅度。

上述不再按照假药论处的规定也呼应了《我不是药神》这部被社会各

---

① 《中华人民共和国药品管理法》第124条。

界热议的电影。而其中的"药神"往往因走私和销售假药的行为有手段和目的的关系而同时触犯走私罪和销售假药罪,即属于"牵连犯",应当从一重罪处罚,而销售假药罪往往更重,因此认定为销售假药罪。新《药品管理法》实施后,因上述情形不再按照销售假药论处,因此被认定为走私罪的风险将加大。根据《最高人民法院、最高人民检察院关于办理走私刑事案件适用法律若干问题的解释》规定,走私普通货物、物品偷逃应缴税额达到10万元,或者在一年内因为走私被给予两次行政处罚后又走私的,认定为走私普通货物、物品罪。

特殊地,对于邮递渠道,个人寄自或寄往港、澳、台地区的物品,每次限值为800元人民币;寄自或寄往其他国家和地区的物品,每次限值为1000元人民币。① 对于个人自带的,总值在5000元人民币以内(含5000元)的;非居民旅客携带拟留在中国境内的个人自用进境物品,总值在2000元人民币以内(含2000元)的,海关予以免税放行,单一品种限自用、合理数量。② 超过限制的情形应该向海关申报以避免查扣的风险。


### 五、医疗机构药事管理

以医院为核心,我们来看与药品相关的整个供应链中的各方所需的资质。如图10-7所示。

首先,对于药品的供货单位,往往是药品生产企业、批发企业,必须具有药品生产许可证和药品经营许可证。其次,对于医院的销售行为基本可以分为两种情形:仅向患者销售的药品的无须取得药品经营许可证;当

---

① 海关总署公告2010年第43号《关于调整进出境个人邮递物品管理措施有关事宜》第2条。

② 海关总署公告2010年第54号《关于进境旅客所携行李物品验放标准有关事宜》第1条。

1. 医院无须取得 药品经营许可证；
2. 医院销售医疗机构制剂，要求取得 医疗机构制剂许可证

进货

销售

求美者

药品生产批发企业

医 院

1. 要求医院取得 药品生产许可证 或 药品经营许可证

对外销售

或

1. 要求医院取得 药品生产 许可证或药品经营许可证

药品购买单位

消费者

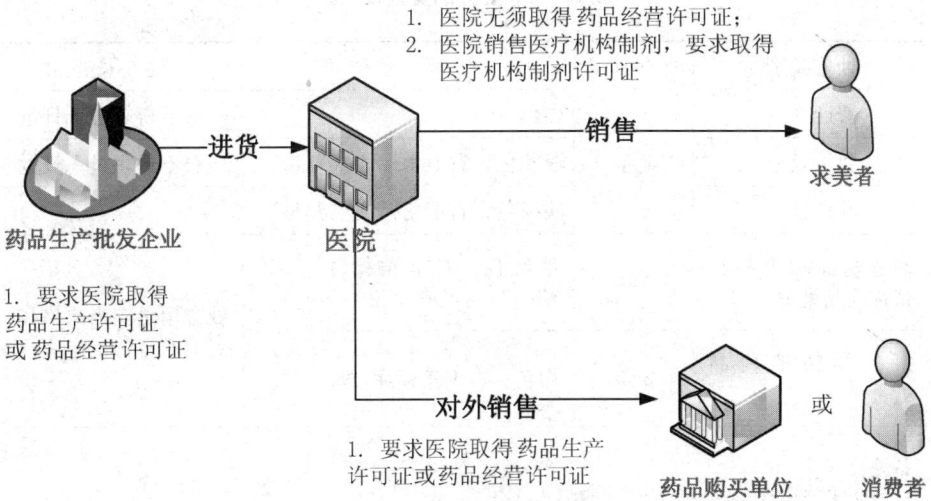

图 10 - 7　药品供应链中供应主体资质

医院从事药品对外销售时，需要取得药品经营许可证。根据新药品管理法，针对医院购进的药品本身，不得购进和使用具有不符合法律规定的合格证明和其他标识的药品。最后，当因临床需要而市场上没有该类药品供应的品种，医院需要配制制剂的，应当取得医疗机构制剂许可证。

（一）处方的管理

处方，是指由注册的执业医师和执业助理医师（以下简称"医师"）在诊疗活动中为患者开具的、由取得药学专业技术职务任职资格的药学专业技术人员（以下简称"药师"）审核、调配、核对，并作为患者用药凭证的医疗文书。处方包括医疗机构病区用药医嘱单。①原中华人民共和国卫生部发布的《处方管理办法》规定了处方管理的一般规定，处方权获得，处方开具、调剂、监管和法律责任等事项。其中处方的类别、保存期限及颜色如表 10 - 4 所示。

_____

① 2006 年 11 月 27 日中华人民共和国卫生部令第 53 号发布的《处方管理办法》第 2 条。

**表 10 - 4　处方的类别及区别**

| 处方类别 | 保存期限 | 颜　色 | 处方限量 |
|---|---|---|---|
| 普通处方 | | 白色 | 一般不得超过 7 日量 |
| 急诊处方 | 1 年 | 淡黄色，右上角标注"急诊" | 一般不得超过 3 日量 |
| 儿科处方 | | 淡绿色，右上角标注"儿科" | / |
| 麻醉药品和第一类精神药品处方 | 3 年 | 淡红色，右上角标注"麻、精一" | 处方用量应当严格按照国家有关规定执行 |
| 第二类精神药品处方 | 2 年 | 白色，右上角标注"精二" | |

备注：
1. 医疗用毒性药品的处方保存期限为 2 年；
2. 处方保存期满后，经医疗机构主要负责人批准、登记备案，方可销毁；
3. 某些慢性病、老年病或特殊情况处方用量可适当延长，但医师应当注明理由；
4. 麻醉药品、精神药品应当专册登记，登记发药日期、患者姓名和用药数量，专册保存期为 3 年

由于我国药品分别按照处方药和非处方药管理，处方药必须凭处方才可调配、购买和使用，而非处方药消费者可以依据说明书等自行选用，医师也可以向消费者推荐非处方药。对于特殊管理的药品，如麻醉药品和第一类精神药品，则需执业医师和药师经本医疗机构对其进行麻醉药品和第一类精神药品使用知识和规范化管理培训，考核合格后，取得麻醉药品和第一类精神药品的处方权。特别需要注意的是，取得麻醉药品和第一类精神药品处方权的执业医师不得为自己开具该类药品处方。对于抗菌药物处方权医师资质的规定详见本节第三部分抗菌药物使用管理的部分。

处方开具、调配、审核的参与者主要包括医师、药师和其他药学专业技术人员。其中，执业医师仅在经注册的执业地点的范围内拥有处方权，并且一些实施强监管的特殊药品如麻醉、精神、医疗用毒性及放射性药品只能为治疗需要而开具。处方的调剂则由药师或者其他药学专业人员负责，根据《药品管理法》规定："医疗机构应当配备依法经过资格认定的

药师或者其他药学技术人员，负责本单位的药品管理、处方审核和调配、合理用药指导等工作。非药学技术人员不得直接从事药剂技术工作。"[1]具体依照调剂流程和"四查十对"等查对原则开展调剂，对处方所列药品不得擅自更改或者代用。对有配伍禁忌或者超剂量的处方，应当拒绝调配；必要时，经处方医师更正或者重新签字，方可调配。[2] 处方的审核第一责任人是药师，其主要针对处方的合法性、规范性和适宜性展开审核。加强监督管理，医疗机构应当建立处方点评制度，对不合理用药现象进行自我监管。

处方相关的法律责任方面，目前主要处罚主体资质有瑕疵的情形，结合《处方管理办法》《麻醉药品和精神药品管理条例》《中华人民共和国执业医师法》对处方的相关违法规定进行梳理如表 10 - 5 所示。

表 10 - 5　处方相关的法律责任

| 违法情形 | 处 罚 |
| --- | --- |
| 医疗机构使用未取得处方权的人员、被取消处方权的医师开具处方的 | 县级以上卫生行政部门按照《医疗机构管理条例》第四十八条的规定，责令限期改正，并可处以5000 元以下的罚款；情节严重的，吊销其《医疗机构执业许可证》 |
| 医疗机构使用未取得麻醉药品和第一类精神药品处方资格的医师开具麻醉药品和第一类精神药品处方的 | |
| 医疗机构使用未取得药学专业技术职务任职资格的人员从事处方调剂工作的 | |

---

① 《中华人民共和国药品管理法》第 69 条。
② 《中华人民共和国药品管理法》第 73 条。

| 违法情形 | 处 罚 |
| --- | --- |
| 医疗机构未按照规定保管麻醉药品和精神药品处方，或者未依照规定进行专册登记的 | 按照《麻醉药品和精神药品管理条例》第七十二条的规定，由设区的市级卫生行政部门责令限期改正，给予警告；逾期不改正的，处5000元以上1万元以下的罚款；情节严重的，吊销其印鉴卡；对直接负责的主管人员和其他直接责任人员，依法给予降级、撤职、开除的处分 |
| 未取得麻醉药品和第一类精神药品处方资格的医师擅自开具麻醉药品和第一类精神药品处方的 | 由县级以上人民政府卫生主管部门给予警告，暂停其执业活动；造成严重后果的，吊销其执业证书；构成犯罪的，依法追究刑事责任 |
| 具有麻醉药品和第一类精神药品处方医师未按照规定开具麻醉药品和第一类精神药品处方，或者未按照卫生部（现卫健委）制定的麻醉药品和精神药品临床应用指导原则使用麻醉药品和第一类精神药品的 | 由其所在医疗机构取消其麻醉药品和第一类精神药品处方资格；造成严重后果的，由原发证部门吊销其执业证书。执业医师未按照临床应用指导原则的要求使用第二类精神药品或者未使用专用处方开具第二类精神药品，造成严重后果的，由原发证部门吊销其执业证书 |
| 药师未按照规定调剂麻醉药品、精神药品处方的 | 处方的调配人、核对人违反本条例的规定未对麻醉药品和第一类精神药品处方进行核对，造成严重后果的，由原发证部门吊销其执业证书 |
| 未取得处方权或者被取消处方权后开具药品处方的 | 按照《执业医师法》第三十七条的规定，由县级以上卫生行政部门给予警告或者责令暂停六个月以上一年以下执业活动；情节严重的，吊销其执业证书 |
| 未按照本办法规定开具药品处方的 | |
| 违反本办法其他规定的 | |
| 药师未按照规定调剂处方药品，情节严重的 | 由县级以上卫生行政部门责令改正、通报批评，给予警告；并由所在医疗机构或者其上级单位给予纪律处分 |

（二）医疗机构制剂的管理

医疗机构制剂，是指医疗机构根据本单位临床需要经批准而配制、自用的固定处方制剂。① 医疗机构配制的制剂，应当是市场上没有供应的品种。② "自用"是指该制剂只能按照医疗机构执业许可证载明的诊疗范围在本医疗机构内凭执业医师或者执业助理医师的处方使用，因而医疗机构制剂不对外出售，也不允许其发布广告。

我国医疗机构制剂实行双证管理——医疗机构制剂许可证和相应制剂的批准文号，并且医疗机构要求已持有医疗机构执业许可证，拟生产制剂的医疗机构所需的资质如图 10 - 8 所示。

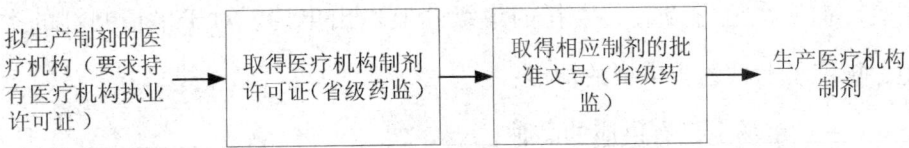

**图 10 - 8　拟生产制剂的医疗机构所需资质**

首先，新《药品管理法》明确规定了医疗机构配制制剂，必须经所在地省级药品监督管理部门批准，取得有效期为 5 年的医疗机构制剂许可证。③ 因此取得医疗机构制剂许可证是医疗机构取得配制制剂资格的前提。未取得医疗机构制剂许可证或者医疗机构制剂许可证无相应制剂剂型的"医院"类别的医疗机构可以申请医疗机构中药制剂，但是必须同时提出委托配制制剂的申请。2019 年 3 月 2 日，国务院发布新修订的《药品管理法实施条例》第四章设立了"医疗机构的药剂管理"专章来进一步规范医疗机构制剂许可证许可事项。同时，为了申请许可获批，医疗机构需有相应的制剂室，必须具有能保证制剂质量的人员、设施、检验仪器、卫生条

---

① 《中华人民共和国药品管理法》第 77 条。
② 2005 年 8 月 11 日国家食品药品监督管理局令第 20 号《医疗机构制剂注册管理办法》第 3 条。
③ 《中华人民共和国药品管理法》第 74 条。

件和管理制度。① 具体有九个方面：机构与人员、房屋与设施、设备、物料、卫生、文件、配制管理、质量管理与自检、使用管理等的相关要求规定在国家药监局于2001年3月13日发布的《医疗机构制剂配制质量管理规范（试行）》中。

其次，取得有效期3年的制剂批准文号是生产制剂的前提。医疗机构申请医疗机构制剂，应当进行相应的临床前研究，包括处方筛选、配制工艺、质量指标、药理和毒理学研究等。申请人填写《医疗机构制剂注册申请表》向所在地省级或其委托的市级药监做出申请。对于申请制剂的类型，规定了七种禁止申报的情形：

（一）市场上已有供应的品种；

（二）含有未经国家食品药品监督管理局批准的活性成分的品种；

（三）除变态反应原外的生物制品；

（四）中药注射剂；

（五）中药、化学药组成的复方制剂；

（六）麻醉药品、精神药品、医疗用毒性药品、放射性药品；

（七）其他不符合国家有关规定的制剂。②

在法律责任方面，医疗机构制剂许可证在法律责任的承担上几乎与药品生产许可证和药品经营许可证处于同样的地位：未取得该证生产销售药品与未取得药品生产许可证和药品经营许可证一样，责令关闭、没收药品和违法所得、最低十万元的罚款。生产销售假药、劣药的，医疗机构也同样涉及没收药品、最低十万元罚款、吊销医疗机构制剂许可证，其中，对生产销售假药的企业十年内不受理其相应申请；持有人为境外企业的，十

---

① 2005年4月14日国家食品药品监督管理局令第18号《医疗机构制剂配制监督管理办法》第5条、第6条。
② 2005年6月22日国家食品药品监督管理局令第20号《医疗机构制剂注册管理办法》第6条、第14条。

年内禁止其药品进口。

### （三）抗菌药物使用管理

抗菌药物，作为临床应用广泛、品质繁多的药品。是指治疗细菌、支原体、衣原体、立克次体、螺旋体、真菌等病原微生物所致感染性疾病病原的药物，不包括治疗结核病、寄生虫病和各种病毒所致感染性疾病的药物以及具有抗菌作用的中药制剂。[①] 抗菌药包括人工合成抗菌药（如喹诺酮类）和抗生素（微生物的代谢产物），根据安全性、疗效、细菌耐药性及价格等因素，根据《抗菌药物临床应用管理办法》，将抗菌药物分为三级，释义及相应的处方权医师资质如表 10-6 所示。

表 10-6　抗菌药的级别、释义及相应的处方权医师资质

| 抗菌药级别 | 释　义 | 处方权医师资质 |
|---|---|---|
| 非限制使用级 | 经长期临床应用证明安全、有效，对细菌耐药性影响较小，价格相对较低的抗菌药物 | 1. 初级专业技术职务任职资格的医师；<br>2. 乡、民族乡、镇、村的医疗机构独立从事一般执业活动的执业助理医师以及乡村医生 |
| 限制使用级 | 经长期临床应用证明安全、有效，对细菌耐药性影响较大，或者价格相对较高的抗菌药物 | 中级以上专业技术职务任职资格的医师 |

---

① 2012 年 4 月 24 日中华人民共和国卫生部令第 84 号《抗菌药物临床应用管理办法》第 2 条。

| 抗菌药级别 | 释　义 | 处方权医师资质 |
|---|---|---|
| 特殊使用级 | 具有以下情形之一的抗菌药物：<br>1. 具有明显或者严重不良反应，不宜随意使用的抗菌药物；<br>2. 需要严格控制使用，避免细菌过快产生耐药的抗菌药物；<br>3. 疗效、安全性方面的临床资料较少的抗菌药物；<br>4. 价格昂贵的抗菌药物 | 高级专业技术职务任职资格的医师 |

备注：
1. 抗菌药物分级管理目录由各省级卫生行政部门制定，报卫生部（现卫健委）备案。
2. 药师经培训并考核合格后，方可获得抗菌药物调剂资格。二级以上医院应当定期对医师和药师进行抗菌药物临床应用知识和规范化管理的培训。医师经本机构培训并考核合格后，方可获得相应的处方权。其他医疗机构依法享有处方权的医师、乡村医生和从事处方调剂工作的药师，由县级以上地方卫生行政部门组织相关培训、考核。经考核合格的，授予相应的抗菌药物处方权或者抗菌药物调剂资格。
3. 紧急情况下未经会诊同意或确需越处方权限使用的，处方量不得超过 1 日用量，并做好相关病历记录。门诊不得使用特殊使用级抗菌药物。接受特殊使用级抗菌药物治疗的住院患者抗菌药物使用前微生物送检率不低于80%。对基层医疗机构以及二级以上医疗机构中，抗菌药物临床使用量大、使用级别高、容易产生问题的重症监护病房（ICU）、新生儿室、血液科病房、呼吸科病房、神经科病房、烧伤病房等科室，要重点加强抗菌药物管理①

上表中关于医师处方权的资格规定，在 2020 年 7 月 23 日国家卫生健康委办公厅印发的《关于持续做好抗菌药物临床应用管理工作的通知》中在操作上进一步强化："二级以上医院要严格落实《抗菌药物临床应用管理办法》要求，定期对医师和药师进行抗菌药物临床应用知识和规范化管理的培训。医师未经本机构培训并考核合格，不得授予抗菌药物处方权。医院不得单纯依据医师职称授予相应处方权限。"

国家卫健委会同国家中医药局办公室于 2019 年 6 月 11 日发布了《关于印发第一批国家重点监控合理用药药品目录（化药及生物制品）的通

---

① 2017 年 2 月 27 日国家卫生计生委办公厅国卫办医发〔2017〕10 号《关于进一步加强抗菌药物临床应用管理遏制细菌耐药的通知》，第 5 条。

知》，公布了 20 类化药和生物制品目录，如表 10 - 7 所示（排名不分先后）。各省级卫健部门会同中医药主管部门在该目录的基础上，形成省级重点监控合理用药药品目录并公布。

表 10 - 7 省级重点监控合理用药药品目录

| 序 号 | 药品通用名 |
|---|---|
| 1 | 神经节苷脂 |
| 2 | 脑苷肌肽 |
| 3 | 奥拉西坦 |
| 4 | 磷酸肌酸钠 |
| 5 | 小牛血清去蛋白 |
| 6 | 前列地尔 |
| 7 | 曲克芦丁脑蛋白水解物 |
| 8 | 复合辅酶 |
| 9 | 丹参川芎嗪 |
| 10 | 转化糖电解质 |
| 11 | 鼠神经生长因子 |
| 12 | 胸腺五肽 |
| 13 | 核糖核酸 II |
| 14 | 依达拉奉 |
| 15 | 骨肽 |
| 16 | 脑蛋白水解物 |
| 17 | 核糖核酸 |
| 18 | 长春西汀 |
| 19 | 小牛血去蛋白提取物 |
| 20 | 马来酸桂哌齐特 |

司法实践中，涉及各类原因导致的不合理用药引发的患者与医方间的生命权、健康权、身体权纠纷较多，常见于发生药物不良反应，严重的如导致患者伤残等不可逆的损害结果。由于长期、过量服用抗菌药会对人体

产生耐药性，且长期服用会对肾脏产生危害，因此抗菌药合理使用一直是国家政策层面关注的重点。

首先在政策层面，"限抗令"已成为国家战略规划。在 2016 年中共中央国务院印发的《"健康中国 2030"规划纲要》中提道："提升医疗服务同质化程度，再住院率、抗菌药物使用率等主要医疗服务质量指标达到或接近世界先进水平。"2016 年 12 月 27 日国务院国发〔2016〕77 号《关于印发"十三五"卫生与健康规划的通知》中强调："加强药师队伍建设，实施遏制细菌耐药国家行动计划，以抗菌药物为重点推进合理用药，加强处方监管，提高临床用药的安全性、有效性。"2020 年 7 月 23 日，国家卫生健康委办公厅印发的《关于持续做好抗菌药物临床应用管理工作的通知》指出：优化抗菌药物供应目录。医疗机构要结合以基本药物为主导的"1＋X"用药模式（"1"为国家基本药物目录，"X"为非基本药物），优化抗菌药物供应目录。

表 10－8 抗菌药应用方面的重点政策文件

| 发布时间 | 通知标题 | 部 门 |
|---|---|---|
| 2016 年 8 月 5 日 | 《遏制细菌耐药国家行动计划（2016－2020 年)》（国卫医发〔2016〕43 号） | 原国家卫生计划委员会会同财政部、新闻出版广电总局等 14 个部门 |
| 2016 年 12 月 9 日 | 《关于提高二级以上综合医院细菌真菌感染诊疗能力的通知》 | 原国家卫生计划委员会 |
| 2017 年 3 月 3 日 | 《关于进一步加强抗菌药物临床应用管理遏制细菌耐药的通知》（国卫办医发〔2017〕10 号） | 原国家卫生计划委员会 |
| 2019 年 3 月 29 日 | 《关于持续做好抗菌药物临床应用管理工作的通知》（国卫办医发〔2020〕8 号） | 原国家卫生计划委员会 |

续表

| 发布时间 | 通知标题 | 部门 |
|---|---|---|
| 2020 年 6 月 9 日 | 《关于做好新形势下抗菌药物临床应用管理工作的通知（征求意见稿）》 | 国家卫生健康委办公厅 |
| 2020 年 7 月 23 日 | 《关于持续做好抗菌药物临床应用管理工作的通知》 | 国家卫生健康委办公厅 |

　　其次在法规层面，医疗机构是抗菌药物应用方面主要的控制机构，医疗机构在应用抗菌药的相关法规文件中的体现如表 10 - 9 所示。

表 10 - 9　医疗机构相关法规规范中关于抗菌药的规定

| 规范名称 | 体现抗菌药的规定 |
|---|---|
| 《医疗机构药事管理规定》 | 1. 医疗机构应当依据国家基本药物制度，抗菌药物临床应用指导原则和中成药临床应用指导原则，制定本机构基本药物临床应用管理办法，建立并落实抗菌药物临床应用分级管理制度；<br>2. 医疗机构药师工作职责之一是开展抗菌药物临床应用监测，实施处方点评与超常预警，促进药物合理使用 |
| 《处方管理办法》 | 医疗机构应当建立处方点评制度，填写处方评价表，对处方实施动态监测及超常预警，登记并通报不合理处方，对不合理用药及时予以干预；其中处方评价表中有关于抗菌药的处方数与百分率的统计 |
| 《医疗机构处方审核规范》 | 1. 处方的合法性审核中，药师需审核麻醉药品、第一类精神药品、医疗用毒性药品、放射性药品、抗菌药物等药品处方，是否由具有相应处方权的医师开具；<br>2. 处方的规范性审核中，药师需审查条目是否规范。抗菌药物、麻醉药品、精神药品、医疗用毒性药品、放射药品、易制毒化学品等的使用符合相关管理规定 |
| 《医院处方点评管理规范（试行)》 | 1. 三级以上医院应当逐步建立健全专项处方点评制度。专项处方点评是医院根据药事管理和药物临床应用管理的现状和存在的问题，确定点评的范围和内容，对特定的药物或特定疾病的药物（如国家基本药物、血液制品、中药注射剂、肠外营养制剂、抗菌药物、辅助治疗药物、激素等临床使用及超说明书用药、肿瘤患者和围手术期用药等）使用情况进行的处方点评。<br>2. 医师未按照抗菌药物临床应用管理规定开具抗菌药物处方的，应当判定为不规范处方。其中，处方点评工作表中需统计使用抗菌药的处方数和使用百分率 |

在药物应用上，《抗菌药物临床应用指导原则》系统性地指导了医疗机构及医师、药师对各类抗菌药物的应用，规定了各类抗菌药物的适应证和注意事项。在用药监管上，医疗机构需要遵守的规定是《抗菌药物临床应用管理办法》，其中规定了医疗机构遴选、采购、处方、调剂、临床应用、药物评价、细菌耐药预警机制、应用异常情况及处理等规定及法律责任。其中，对于医师和药师在抗菌药品临床应用异常时的资格处罚规定如表 10 - 10 所示。

表 10 - 10　医师药师抗菌药临床应用异常的资格处罚

| 被监管主体 | 应当取消处方权/药物调剂资格的情形 |
|---|---|
| 医　师 | 1. 抗菌药物考核不合格的；<br>2. 限制处方权后，仍出现超常处方且无正当理由的；<br>3. 未按照规定开具抗菌药物处方，造成严重后果的；<br>4. 未按照规定使用抗菌药物，造成严重后果的；<br>5. 开具抗菌药物处方牟取不正当利益的 |
| 药　师 | 药师未按照规定审核抗菌药物处方与用药医嘱，造成严重后果的，或者发现处方不适宜、超常处方等情况未进行干预且无正当理由的，医疗机构应当取消其药物调剂资格 |

备注：医师处方权和药师药物调剂资格取消后，在六个月内不得恢复其处方权和药物调剂资格

在法律责任方面，根据《抗菌药物临床应用管理办法》第五章，对医疗机构、医师、药师等抗菌药物应用相关主体的监管规定及处罚如表 10 - 11 所示。

表 10 – 11 抗菌药临床应用异常的法律风险

| 被监管主体 | 应当取消处方权/调剂资格的情形 | 法律后果 |
| --- | --- | --- |
| 医疗机构 | 1、未建立抗菌药物管理组织机构或者未指定专（兼）职技术人员负责具体管理工作的；<br>2. 未建立抗菌药物管理规章制度的；<br>3. 抗菌药物临床应用管理混乱的；<br>4. 未按照本办法规定执行抗菌药物分级管理、医师抗菌药物处方权限管理、药师抗菌药物调剂资格管理或者未配备相关专业技术人员的；<br>5. 其他违反本办法规定行为的 | 由县级以上卫生行政部门责令限期改正；逾期不改的，进行通报批评，并给予警告；造成严重后果的，对负有责任的主管人员和其他直接责任人员，给予处分 |
| | 1. 使用未取得抗菌药物处方权的医师或者使用被取消抗菌药物处方权的医师开具抗菌药物处方的；<br>2. 未对抗菌药物处方、医嘱实施适宜性审核，情节严重的；<br>3. 非药学部门从事抗菌药物购销、调剂活动的；<br>4. 将抗菌药物购销、临床应用情况与个人或者科室经济利益挂钩的；<br>5. 在抗菌药物购销、临床应用中牟取不正当利益的 | 由县级以上卫生行政部门责令限期改正，给予警告，并可根据情节轻重处以三万元以下罚款；对负有责任的主管人员和其他直接责任人员，可根据情节给予处分 |
| 医疗机构的负责人、药品采购人员、医师等有关人员 | 索取、收受药品生产企业、药品经营企业或者其代理人给予的财物或者通过开具抗菌药物牟取不正当利益的 | 由县级以上地方卫生行政部门依据国家有关法律法规进行处理 |

续表

| 被监管主体 | 应当取消处方权/调剂资格的情形 | 法律后果 |
|---|---|---|
| 医　师 | 1. 未按照本办法规定开具抗菌药物处方，造成严重后果的；<br>2. 使用未经国家药品监督管理部门批准的抗菌药物的；<br>3. 使用本机构抗菌药物供应目录以外的品种、品规，造成严重后果的；<br>4. 违反本办法其他规定，造成严重后果的。乡村医生有前款规定情形之一的，由县级卫生行政部门按照《乡村医师从业管理条例》第三十八条有关规定处理 | 由县级以上卫生行政部门按照《执业医师法》第三十七条的有关规定，给予警告或者责令暂停六个月以上一年以下执业活动；情节严重的，吊销其执业证书；构成犯罪的，依法追究刑事责任 |
| 药　师 | 1. 未按照规定审核、调剂抗菌药物处方，情节严重的；<br>2. 未按照规定私自增加抗菌药物品种或者品规的；<br>3. 违反本办法其他规定的 | 由县级以上卫生行政部门责令限期改正，给予警告；构成犯罪的，依法追究刑事责任 |
| 村卫生室、诊所、社区卫生服务站 | 未经县级卫生行政部门核准，村卫生室、诊所、社区卫生服务站擅自使用抗菌药物开展静脉输注活动的 | 由县级以上地方卫生行政部门责令限期改正，给予警告；逾期不改的，可根据情节轻重处以一万元以下罚款 |

备注：
1. 县级以上地方卫生行政部门未按照本办法规定履行监管职责，造成严重后果的，对直接负责的主管人员和其他直接责任人员依法给予记大过、降级、撤职、开除等行政处分。
2. 医疗机构及其医务人员违反《药品管理法》的，依照《药品管理法》的有关规定处理

# 第十一章　中药和特殊药品安全

## 一、中药的概念及保护

中药，根据《药品管理法》，其与化学药和生物制品同列，根据旧版 2007 年修订的《药品管理法》对中药的分类，包括中药材、中药饮片、中成药。按照《中药品种保护条例》的规定，中国境内生产制造的中药品种，包括中成药、天然药物的提取物及其制剂和中药人工制成品等。根据《药品注册管理办法》的规定，中药的注册按照中药创新药、中药改良型新药、古代经典名方中药复方制剂、同名同方药等进行分类，如图 11 - 1 所示。

国家支持中药传承和创新。我们从《药品管理法》中规定便可看出国家对中药持支持的态度："国家保护野生药材资源和中药品种，鼓励培育道地中药材"[1]。"国家鼓励运用现代科学技术和传统中药研究方法开展中药科学技术研究和药物开发，建立和完善符合中药特点的技术评价体系，促进中药传承创新。"国家对中医药立法——《中华人民共和国中医药

---

[1]　《中华人民共和国药品管理法》第 4 条。

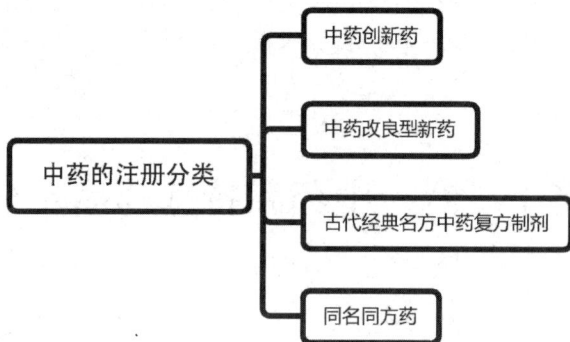

**图 11 – 1　中药的注册分类**

法》，其中规定："国家支持中医药科学研究和技术开发，鼓励中医药科学技术创新，推广应用中医药科学技术成果，保护中医药知识产权，提高中医药科学技术水平"。并于 2020 年 6 月 1 日实施的《中华人民共和国健康促进法》中规定："国家大力发展中医药事业，坚持中西医并重、传承与创新相结合，发挥中医药在医疗卫生与健康事业中的独特作用"及"国家加强中药的保护与发展，充分体现中药的特色和优势，发挥其在预防、保健、医疗、康复中的作用"。

　　中药品种的保护，相关法规是《中药品种保护条例》，该条例适用于中国境内生产制造的中药品种，包括中成药、天然药物的提取物及其制剂和中药人工制成品。① 申请专利的中药品种，依照专利法的规定办理。中药的保护采取分级管理。受保护的中药品种分为一、二级，其中符合一级保护条件的生产企业在保护期限内持有中药保护品种证书，该品种的处方组成、工艺制法在保护期内由获证企业和药监部门、单位和负责人保密，不得公开。具体保护条件、保护期限如表 11 – 1 所示。

---

① 2018 年 9 月 18 日国务院令第 703 号《中药品种保护条例》第 2 条。

表 11 – 1　中药分级保护的条件、保护期限

| 级　别 | 申请保护的条件 | 保护期限 |
|---|---|---|
| 一级保护 | 对特定疾病有特殊疗效的 | 三十年 |
| | 相当于国家一级保护野生药材物种的人工制成品 | 二十年 |
| | 用于预防和治疗特殊疾病的 | 十　年 |
| 二级保护 | 1. 符合一级保护的品种或者已经解除一级保护的品种；<br>2. 对特定疾病有显著疗效的；<br>3. 从天然药物中提取的有效物质及特殊制剂 | 七　年 |

然而，也是由于中药的生产制备方法多样、不少中药饮片处方因人而异的特殊性等诸多影响因素，中药在法律中的规定也较为抽象且分散，国家仅针对"中医药事业"立法，但具体中药的生产、经营、使用多见于法规、规范性文件层面的规定，甚至是政策层面，且相关规定不够体系化，这无形中增加了中药企业合规难度，进而增加了经营成本和经营风险。

## 二、中药管理

中药的研制、生产、经营，根据《中华人民共和国中医药条例》规定，依照《药品管理法》执行，一般而言其生产需药品生产许可证，经营需药品经营许可证。下面我们分别介绍中药材、中药饮片、中成药及相关生产经营规定。

### （一）中药材

中药材，根据《药品管理法实施条例》第三十九条的规定："国家鼓励培育中药材。对集中规模化栽培养殖、质量可以控制并符合国务院药品监督管理部门规定条件的中药材品种，实行批准文号管理。"因此，部分种类的中药材未实施批准文号管理。

中药材中不少属于珍稀物种。对于中药材中的野生药材，国家采取分级保护，并在《国家重点保护野生药材物种名录》中列明了具体物种，如表 11 - 2 所示。

表 11 - 2 野生药材物种的级别、释义和管理要求

| 级 别 | 释 义 | 管理要求 | 名 录 |
|---|---|---|---|
| 一级保护野生药材物种 | 濒临灭绝状态的稀有珍贵野生药材物种 | 禁止采猎 | 虎骨、豹骨、羚羊角、梅花鹿鹿茸 |
| 二级保护野生药材物种 | 分布区域缩小、资源处于衰竭状态的重要野生药材物种 | 1. 采猎、收购必须按照批准的计划执行；<br>2. 不得在禁止采猎区、禁止采猎期进行采猎，不得使用禁用工具进行采猎；<br>3. 采猎必须持有采药证；<br>4. 需要进行采伐或狩猎的，必须分别向有关部门申请采伐证或狩猎证 | 马鹿鹿茸、麝香、熊胆、穿山甲、蟾酥、蛤蟆油、金钱白花蛇、乌梢蛇、蕲蛇、蛤蚧、甘草、黄连、人参、杜仲、厚朴、黄柏、血竭 |
| 三级保护野生药材物种 | 资源严重减少的主要常用野生药材物种 | | 川贝母、伊贝母、刺五加、黄芩、天冬、猪苓、龙胆、防风、远志、胡黄连、肉苁蓉、秦艽、细辛、紫草、五味子、蔓荆子、诃子、山茱萸、石斛、阿魏、连翘、羌活 |

早前，中药材生产企业需经过 GAP（good agriculture practice）质量认证，该认证于 2016 年 2 月 3 日国务院出台《关于取消 13 项国务院部门行政许可事项的决定》（国发〔2016〕10 号）中取消。虽取消了认证，但仍要遵循现行有效的《中药材生产质量管理规范》，该规范适用于中药材生产企业生产中药材（含植物药及动物药），规定了产地生态环境、种植和繁殖材料、栽培与养殖管理、采收与初加工、包装、运输与贮藏、质量管理、人员与设施、文件管理的全过程，是中药材生产和质量管理的基本准则。

关于自种、自采、自用中草药的，卫生部、国家中医药管理局 2006 年 7 月 31 日出台了《关于加强乡村中医药技术人员自种、自采、自用中草药管理的通知》，其中要求自种自采自用中草药的人员的要求，如表 11 - 3 所示。

表 11 - 3　自种自采自用中草药人员要求、中草药品种禁止性规定

| 项　目 | 要　求 |
|---|---|
| 自种自采自用中草药的人员 | 同时具备如下要求：<br>1. 经注册在村医疗机构执业的中医类别执业（助理）医师以及以中医药知识和技能为主的乡村医生；<br>2. 熟悉中草药知识和栽培技术、具有中草药辨识能力；<br>3. 熟练掌握中医基本理论、技能和自种自采中草药的性味功用、临床疗效、用法用量、配伍禁忌、毒副反应、注意事项等 |
| 乡村中医药技术人员不得自种自采自用下列中草药 | 1. 国家规定需特殊管理的医疗用毒性中草药；<br>2. 国家规定需特殊管理的麻醉药品原植物；<br>3. 国家规定需特殊管理的濒稀野生植物药材 |

## （二）中药饮片

中药饮片，根据《中国药典》："饮片是指经过加工炮制的中药材，可直接用于调配或制剂。"根据《药品管理法》规定，中药饮片生产企业履行药品上市许可持有人的相关义务。对中药饮片生产、销售实行全过程管理，建立中药饮片追溯体系，保证中药饮片安全、有效、可追溯。[①]

中药饮片的生产需取得药品生产许可证，并符合药品生产质量管理相关规定，具体针对中药饮片的法律法规散见于各药品生产管理规定中，一些主要的规定见表 11 - 4。最为系统的规定见于国家食品药品监督管理总局公告 2014 年第 32 号——《关于发布〈药品生产质量管理规范（2010 年

---

① 《中华人民共和国药品管理法》第 39 条。

修订)〉中药饮片等 3 个附录的公告》。

表 11 -4　中药饮片生产条件规定

| 项　目 | 要　求 | 依　据 |
|---|---|---|
| 生产规范 | 应当符合国家药品标准或者省级药品监督管理部门制定的炮制规范的，方可出厂、销售。此点也是中药饮片为数不多的法律风险之处——《药品管理法》规定，生产、销售的中药饮片不符合药品标准，尚不影响安全性、有效性的，责令限期改正，给予警告；可以处十万元以上五十万元以下的罚款① | 《药品生产监督管理办法》第 27 条第 3 款 |
| 生产工艺 | 国家保护中药饮片传统炮制技术和工艺，支持应用传统工艺炮制中药饮片，鼓励运用现代科学技术开发中药饮片炮制技术研究 | 《中华人民共和国中医药法》第 27 条 |
| 包　装 | 应当选用与药品性质相适应的包装材料和容器；包装不符合规定的中药饮片，不得销售。中药饮片包装必须印有或者贴有标签。中药饮片的标签必须注明品名、规格、产地、生产企业、产品批号、生产日期，实施批准文号管理的中药饮片还必须注明药品批准文号 | 《中华人民共和国药品管理法》第 44 条 |
| 生产条件 | 应与生产许可范围相适应，不得外购中药饮片的中间产品或成品进行分包装或改换包装标签 | 原国家食品药品监督管理总局公告 2014 年第 32 号——《关于发布〈药品生产质量管理规范（2010年修订）〉中药饮片等 3 个附录的公告》 |
| 人　员 | 例如，企业的生产管理负责人应具有药学或相关专业大专以上学历（或中级专业技术职称或执业药师资格）、三年以上从事中药饮片生产管理的实践经验，或药学或相关专业中专以上学历、八年以上从事中药饮片生产管理的实践经验 | |

　　中药饮片的经营，包括批发及零售，需要取得药品经营许可证，除了购买未实施批准文号管理的部分中药材，企业购进中药饮片均应当从药品上市许可持有人或者具有相应的药品生产、经营资格的企业购进。

　　医疗机构作为中药饮片重要的经营使用单位，各级各类医院中药饮片

---

　　① 《中华人民共和国药品管理法》第 117 条第 2 款规定，

的人员要求、采购、验收、保管、调剂、临方炮制、煎煮等环节主要遵循《医院中药饮片管理规范》的规定，违反该规定的医院，由卫生、中医药管理部门予以通报批评。医院中药饮片的管理以质量管理为核心，实行岗位责任制，其管理由本单位法定代表人负责。其中法律风险多发区多见于采购与验收环节，这两个环节的具体要求如表11-5所示。

**表11-5 中药饮片采购验收环节应遵循的规定**

| 采购 | 1. 采购中药饮片，由仓库管理人员依据本单位临床用药情况提出计划，经本单位主管中药饮片工作的负责人审批签字后，依照药品监督管理部门有关规定从合法的供应单位购进中药饮片。<br>2. 医院采购中药饮片，应当验证生产经营企业的药品生产许可证或药品经营许可证、企业法人营业执照和销售人员的授权委托书、资格证明、身份证，并将复印件存档备查。购进国家实行批准文号管理的中药饮片，还应当验证注册证书并将复印件存档备查。<br>3. 医院与中药饮片供应单位应当签订"质量保证协议书"。<br>4. 医院应当定期对供应单位供应的中药饮片质量进行评估，并根据评估结果及时调整供应单位和供应方案 |
|---|---|
| 验收 | 1. 医院对所购的中药饮片，应当按照国家药品标准和省、自治区、直辖市药品监督管理部门制定的标准和规范进行验收，验收不合格的不得入库。<br>2. 对购入的中药饮片质量有疑义需要鉴定的，应当委托国家认定的药检部门进行鉴定。<br>3. 有条件的医院，可以设置中药饮片检验室、标本室，并能掌握《中华人民共和国药典》收载的中药饮片常规检验方法。<br>4. 购进中药饮片时，验收人员应当对品名、产地、生产企业、产品批号、生产日期、合格标识、质量检验报告书、数量、验收结果及验收日期逐一登记并签字。购进国家实行批准文号管理的中药饮片，还应当检查核对批准文号。发现假冒、劣质中药饮片，应当及时封存并报告当地药品监督管理部门 |

（三）中成药

医疗机构在中成药的临床应用方面，主要遵循2010年6月国家中医药管理局会同有关部门制定的《中成药临床应用指导原则》，国家对于其监管要点主要体现在通用名的命名方面。根据2017年11月20日国家食品药品监督管理总局2017年第188号《关于发布中成药通用名称命名技术指导原则的通告》，中成药的三大命名原则为："科学简明，避免重名""规范命名，避免夸大疗效""体现传统文化特色"。

原国家食品药品监管总局食药监药化管〔2017〕105 号《关于规范已上市中成药通用名称命名的通知》中规定，对已上市的药品违反命名原则的要进行规范，并规定了更名的规则如表 11 –6 所示。

表 11 –6　中成药是否更名及适用情形

| 是否更名 | 适用情形 |
|---|---|
| 必须更名 | 1. 明显夸大疗效，误导医生和患者的；<br>2. 名称不正确、不科学，有低俗用语和迷信色彩的；<br>3. 处方相同而药品名称不同，药品名称相同或相似而处方不同的 |
| 不予更名 | 处方相同而药品名称不同，药品名称相同或相似而处方不同的。来源于古代经典名方的各种中成药制剂 |
| 可不更名 | 处方相同而药品名称不同，药品名称相同或相似而处方不同的。下列情形的中成药名称尽管与技术指导原则不符，但是这些品种有一定的使用历史，已经形成品牌，公众普遍接受，可不更名：<br>1. 药品名称有地名、人名、姓氏的；<br>2. 药品名称中有"宝""精""灵"等的 |

古代经典名方，根据《中华人民共和国中医药法》，是指至今仍广泛应用、疗效确切、具有明显特色与优势的古代中医典籍所记载的方剂。生产符合国家规定条件的来源于古代经典名方的中药复方制剂，在申请药品批准文号时，可以仅提供非临床安全性研究资料。[1]

2018 年 4 月 16 日，国家中医药管理局会同国家药品监督管理局出台《古代经典名方目录（第一批）》，包括桃核承气汤、麻黄汤、吴茱萸汤等100 种名方，包括汤剂、散剂、煮散、膏剂四种剂型。2018 年 6 月 1 日，

---

① 《中华人民共和国中医药法》第 30 条。

国家药监局发布了《关于发布古代经典名方中药复方制剂简化注册审批管理规定的公告》，要求注册申请人应当为在中国境内依法设立，能够独立承担药品质量安全等责任的药品生产企业，并应当符合国家产业政策有关要求。其中规定了实施简化审批的经典名方制剂应当符合的条件：

（一）处方中不含配伍禁忌或药品标准中标识有"剧毒""大毒"及经现代毒理学证明有毒性的药味；

（二）处方中药味及所涉及的药材均有国家药品标准；

（三）制备方法与古代医籍记载基本一致；

（四）除汤剂可制成颗粒剂外，剂型应当与古代医籍记载一致；

（五）给药途径与古代医籍记载一致，日用饮片量与古代医籍记载相当；

（六）功能主治应当采用中医术语表述，与古代医籍记载基本一致；

（七）适用范围不包括传染病，不涉及孕妇、婴幼儿等特殊用药人群。

### 三、特殊药品的法律概念

特殊药品，指国家制定法律监管制度比其他药品更加严格的药品，包括：疫苗、血液制品、麻醉药品、医疗用毒性药品、药品类易制毒化学品等，如图 11－2 所示。

特殊药品在监管方面的严格体现在如下几个方面：在生产方面，除非国家药监部门另有规定，特殊药品不得委托生产；① 在经营方面，特殊药品不得在网络上销售；② 在法律责任方面，以麻醉药品、精神药品、医疗用毒性药品、放射性药品、药品类易制毒化学品冒充其他药品，或者以其

---

① 《中华人民共和国药品管理法》第 32 条第 3 款。
② 《中华人民共和国药品管理法》第 61 条第 2 款。

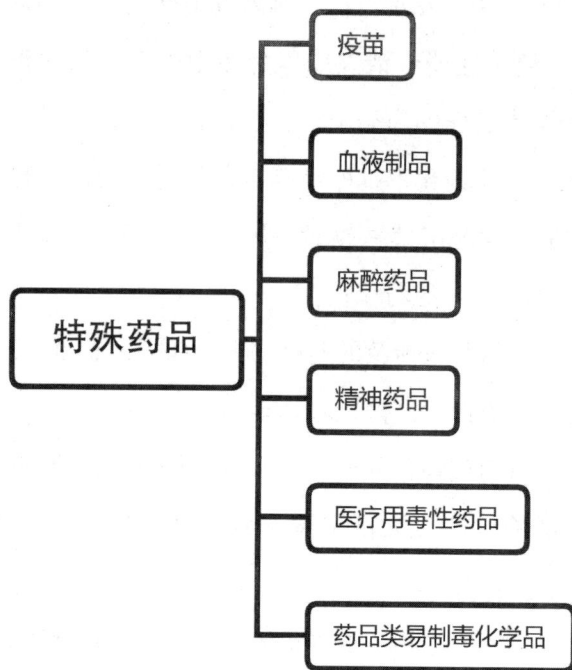

图 11-2　特殊药品的分类

他药品冒充上述药品的，在《药品管理法》规定的处罚幅度内从重处罚。①

### 四、特殊药品的管理

#### （一）疫　苗

疫苗，根据 2019 年 12 月 1 日新实施的《中华人民共和国疫苗管理法》规定，是指为预防、控制疾病的发生、流行，用于人体免疫接种的预防性生物制品，包括免疫规划疫苗和非免疫规划疫苗。

————————

① 《中华人民共和国药品管理法》第 137 条。

其中，免疫规划疫苗，即第一类疫苗，是指居民应当按照政府的规定接种的疫苗；非免疫规划疫苗，即第二类疫苗，是指由居民自愿接种的其他疫苗。① 此外，疫苗生产企业应当在其供应的纳入国家免疫规划疫苗的最小外包装的显著位置，标明"免费"字样以及"免疫规划"专用标识，如图 11 - 3 所示。②

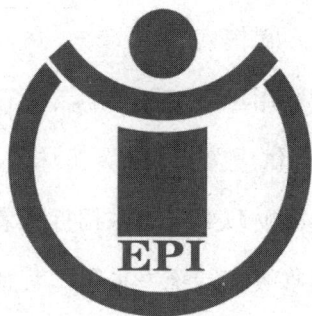

图 11 - 3　"免疫规划"标识

关于疫苗的研制、注册与生产的特别规定。首先，疫苗的临床试验同样需国家药品监督管理局批准且应当由规定条件的三级医疗机构或省级以上疾病预防控制机构实施或组织实施。其次，疫苗的注册由国家药品监督管理局对疫苗的生产工艺、质量控制标准和说明书、标签予以核准。再次，疫苗的生产，实行严格的准入制度，生产企业除取得药品生产许可证、符合《药品管理法》规定的条件外，还应当具备适度规模和足够的产能储备，具有保证生物安全的制度和设施、设备，以及符合疾病预防、控制需要。③ 最后，疫苗的生产实行批签发制度，具体按照 2017 年国家食品药品监督管理总局制定的《生物制品批签发管理办法》进行监管。所谓生

---

① 《中华人民共和国疫苗管理法》第 97 条。
② 2016 年 4 月 23 日中华人民共和国国务院令第 668 号《疫苗流通和预防接种管理条例》第 13 条。
③ 《中华人民共和国疫苗管理法》第 22 条。

物制品批签发制度，是指原国家食品药品监督管理总局（以下简称"食品药品监管总局"）对获得上市许可的疫苗类制品、血液制品、用于血源筛查的体外诊断试剂以及食品药品监管总局规定的其他生物制品，在每批产品上市销售前或者进口时，指定药品检验机构进行资料审核、现场核实、样品检验的监督管理行为①，符合要求的给予批签发合格证明；不符合要求的不予批签发通知书且不得销售。②

在疫苗上市管理方面适用国务院发布的《疫苗流通和预防接种管理条例》，不同于普通药品，其供应需符合特殊的供应管理制度。国家免疫规划的疫苗由国家卫健委会同财政部门集中招标或者统一谈判，形成并公布中标价格或成交价格，各省级实行统一采购。其他免疫规划疫苗、非免疫规划疫苗由各省通过省级公共资源交易平台集中采购。在疫苗上市后基本涉及四个主体（图11－4）：疫苗上市许可持有人（以下简称"持有人"）、疾病预防控制机构、接种单位、疫苗配送单位等。持有人应按照采购合同约定向疾病预防控制机构供应疫苗，只有疾病预防控制机构可以按照规定向接种单位供应疫苗，其他主体不可向接种单位供应疫苗。其中，持有人、疾病预防控制机构均可以自行配送或者委托疫苗配送单位配送。

### （二）血液制品

血液制品，指人体血浆蛋白制品。其具体的管理适用于国务院出台的《血液制品管理条例》，血液制品与疫苗一样是生物制品，适用产品生产批签发的规定，产品放行需取得批签发合格证明。

一般而言，血液制品的生产经营主要涉及三方主体：单采血浆站、血

---

① 2017年12月29日原国家食品药品监督管理总局令第39号《生物制品批签发管理办法》第2条。
② 《中华人民共和国疫苗管理法》第26条。

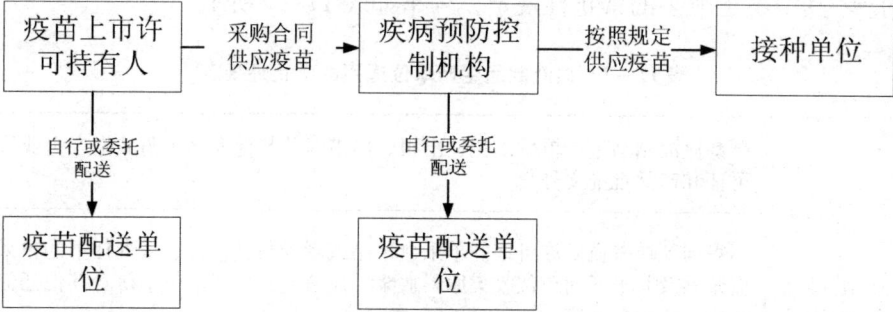

**图 11 -4　疫苗上市后管理**

液制品生产单位和血液制品经营单位，其关系如图 11 - 5 所示。

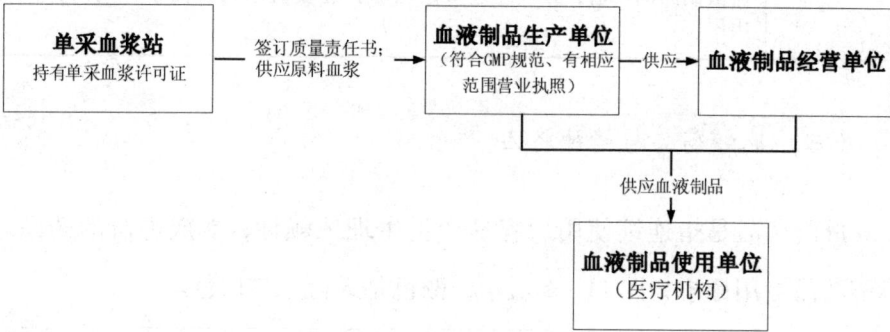

**图 11 -5　血液制品主体关系**

　　其中，单采血浆站由血液制品生产单位或者县级人民政府卫生行政部门设置，专门从事单采血浆活动，具有独立法人资格，其合格主体必须拥有单采血浆许可证。血液制品经营单位需由省级药监部门审核批准。而对于血液制品生产单位，其是整个血液制品供应链的核心，因而对其的监管也较为严格，如血液制品生产单位必须达到国务院卫生行政部门制定的《药品生产质量管理规范》规定的标准，经国务院卫生行政部门审查合格，并依法向工商行政管理部门申领营业执照后，方可从事血液制品的生产活动。① 其中不乏较多的禁止性规定，列举如表 11 - 7 所示：

**表 11 - 7　血液制品生产单位适用的禁止性规定**

| 血液制品生产单位适用的禁止性规定 | 严禁血液制品生产单位出让、出租、出借以及与他人共用药品生产企业许可证和产品批准文号 |
| --- | --- |
| | 不得向无单采血浆许可证的单采血浆站或者未与其签订质量责任书的单采血浆站及其他任何单位收集原料血浆。血液制品生产单位不得身其他任何单位供应原料血浆 |
| | 原料血浆经复检不合格的，不得投料生产，并必须在省级药品监督员监督下按照规定程序和方法予以销毁，并做记录 |
| | 血液制品出厂前，必须经过质量检验；经检验不符合国家标准的，**严禁出厂** |

### （三）麻醉药品与精神药品

麻醉药品是指连续使用后容易产生生理依赖性，能成瘾癖的药品。② 麻醉药品专用标志如图 11 - 6 所示，颜色是天蓝色与白色。

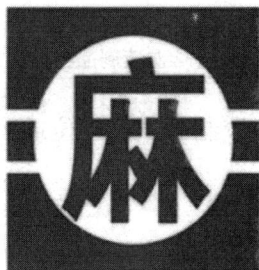

**图1 - 6　麻醉药品专用标志**

精神药品是指直接作用于中枢神经系统，使之兴奋或抑制，连续使用能产生依赖性的药品。③ 精神药品专用标志如图 11 - 7 所示，颜色是绿色与白色。

---

① 2016 年 2 月 6 日国务院令第 666 号《血液制品管理条例（2016 修订）》第 21 条。
② 2007 年 1 月 25 日国家卫生部《麻醉药品临床应用指导原则》，前言。
③ 2007 年 1 月 25 日国家卫生部《精神药品临床应用指导原则》，前言。

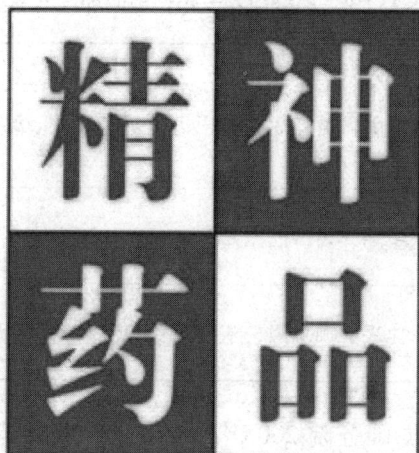

**图 11 - 7　精神药品专用标志**

　　国家对麻醉药品和精神药品监管较为严格，该类药品犯罪涉及《中华人民共和国刑法》中规定的一个毒品犯罪罪名——非法提供麻醉药品、精神药品罪，其犯罪主体是依法从事生产、运输、管理、使用国家管制的麻醉药品、精神药品的人员。客观行为包括：一类是违反国家规定，向吸食、注射毒品的人提供国家规定管制的能够使人形成瘾癖的麻醉药品、精神药品的；另一类是向走私、贩卖毒品的犯罪分子或者以牟利为目的，向吸食、注射毒品的人提供国家规定管制的能够使人形成瘾癖的麻醉药品、精神药品的。具体麻醉药品和精神药品的种类见于《麻醉药品品种目录》中的 121 种和《精神药品目录》中的 81 种。精神药品分为第一类精神药品和第二类精神药品，其部分种类列举如见表 11 - 8。

表 11 - 8　麻醉药品与精神药品部分列举

| 类　别 | 列　举 |
|---|---|
| 麻醉药品 | 可卡因、可待因、蒂巴因、舒芬太尼、瑞芬太尼、吗啡、阿片、氢可酮 |
| 第一类精神药品 | 哌甲酯、司可巴比妥、三唑仑、氯胺酮 |
| 第二类精神药品 | 巴比妥、咖啡因、苯巴比妥、阿普唑仑、地西泮 |

在生产方面，根据国务院 2005 年出台的《麻醉药品和精神药品管理条例》，国家对麻醉药品与精神药品实行总量控制，国家药监局根据总量制定年度生产计划，会同农业主管部门制定年度种植计划，而基层的药用原植物种植企业由国务院药品监督管理部门和国务院农业主管部门共同确定，并应当根据年度种植计划，种植麻醉药品药用原植物。

国家对麻醉药品和精神药品实行定点生产制度。国务院药品监督管理部门应当根据麻醉药品和精神药品的需求总量，确定符合条件的麻醉药品和精神药品定点生产企业的数量和布局。[①] 定点生产企业在销售时不得零售，除了个人合法购买，其他情况下不得使用现金交易。根据《麻醉药品和精神药品管理条例》定点生产企业销售麻醉药品与第一类、第二类精神药品的合法渠道如图 11 - 8，11 - 9 所示。

其中需要说明的是，全国性批发企业应当从定点生产企业购进麻醉药品和第一类精神药品。区域性批发企业可以从全国性批发企业购进麻醉药品和第一类精神药品；经所在地省级药监局批准，也可以从定点生产企业直接购进麻醉药品和第一类精神药品。

国家对麻醉药品和精神药品实行定点经营制度。根据《麻醉药品和精

---

① 2016 年 2 月 6 日国务院令第 666 号《麻醉药品和精神药品管理条例》第 14 条。

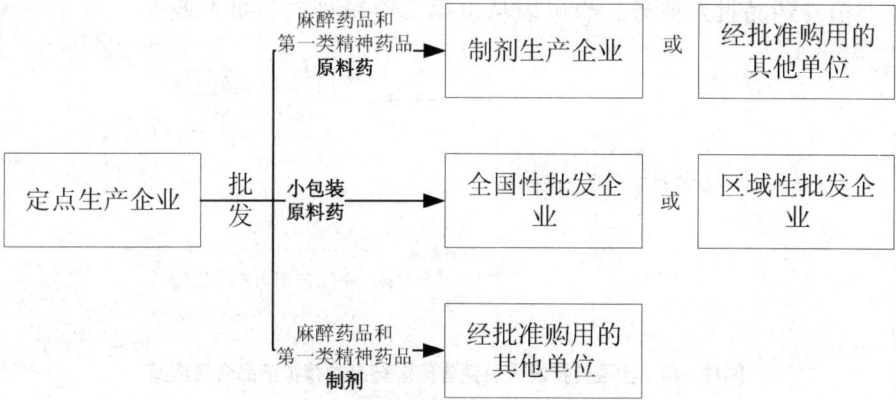

图 11-8 定点生产企业销售麻醉药品与第一类精神药品的合法渠道

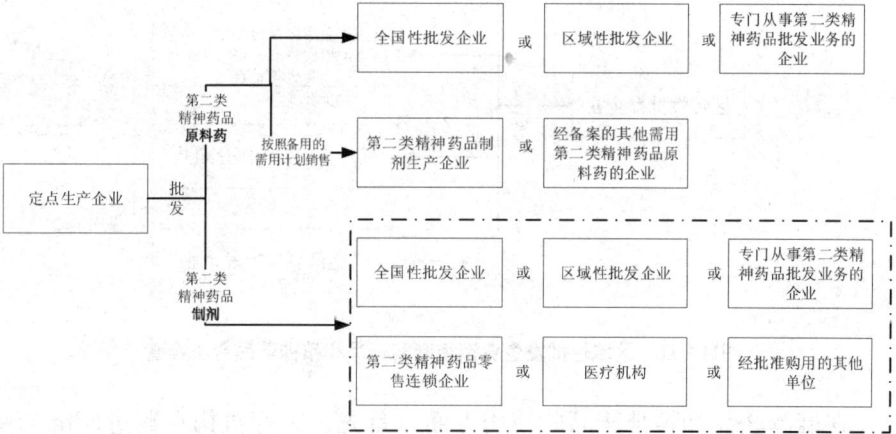

图 11-9 定点生产企业销售第二类精神药品的合法渠道

神药品管理条例》，国家药监局应当根据麻醉药品和第一类精神药品的需求总量，确定麻醉药品和第一类精神药品的定点批发企业布局，并应当根据年度需求总量对布局进行调整、公布。① 该类定点经营企业指上述渠道中的全国性批发企业、区域性批发企业、专门从事第二类精神药品批发业务的企业等。全国性批发企业和区域性批发企业既可以从事麻醉药品和第

---

① 2016 年 2 月 6 日国务院令第 666 号《麻醉药品和精神药品管理条例》第 22 条。

一类精神药品批发业务，也可以从事第二类精神药品批发业务。

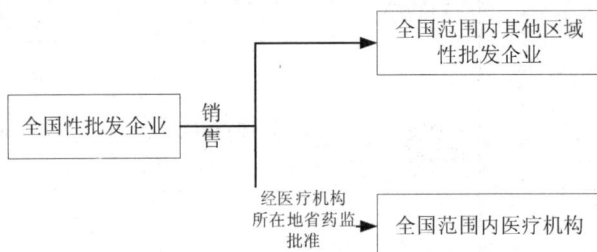

图11-10 全国性批发企业销售麻醉药品和精神药品合法渠道

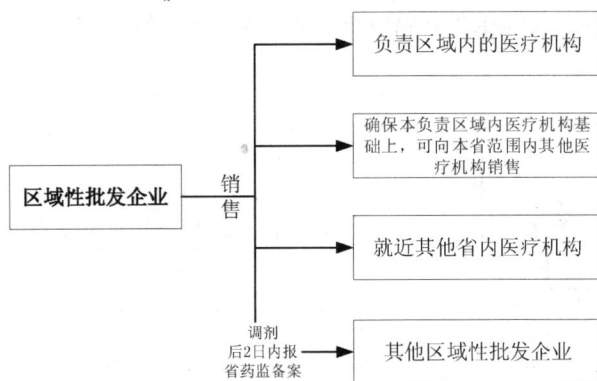

图11-11 区域性批发企业销售麻醉药品和精神药品合法渠道

在麻醉药品和精神药品的使用方面，首先，医疗机构在购进麻醉药品和精神药品时的途径应当合法，否则将有被通报进而被卫生部门调查导致终止向其购进麻醉药品和精神药品的后果。医疗机构购买麻醉药品、第一类精神药品的，需取得有效期为3年的麻醉药品、第一类精神药品购用印鉴卡（以下简称"印鉴卡"）。并凭印鉴卡向本省级范围内的定点批发企业购买麻醉药品和第一类精神药品。医疗机构向设区的市级卫生行政部门提出办理印鉴卡，应当具备下列条件：

（1）有与使用麻醉一精相关的诊疗科目；

（2）有经过麻醉一精培训的、专职从事麻醉一精管理的药学专业技术人员；

（3）有获得从事调剂麻醉—精处方资格的执业医师；

（4）有保证麻醉—精安全储存的设施和管理制度。

医疗机构对本机构执业医师和药师进行麻醉药品和精神药品使用知识的培训、考核，经考核合格的，授予麻醉药品和第一类精神药品的处方权、调剂权后，方可在本医疗机构内按照中华人民共和国卫生部制定的麻醉药品和精神药品临床应用指导原则开具麻醉药品、第一类精神药品处方，但上述医师不得为自己开具该类处方。医疗机构在该类处方的管理上，应当对麻醉药品和精神药品处方进行专册登记，麻醉药品处方至少保存 3 年，精神药品处方至少保存 2 年。

（四）医疗用毒性药品

医疗用毒性药品，医疗用毒性药品（以下简称毒性药品），系指毒性剧烈、治疗剂量与中毒剂量相近，使用不当会致人中毒或死亡的药品。[1]其标志如图 11 - 12，颜色为黑色和白色。

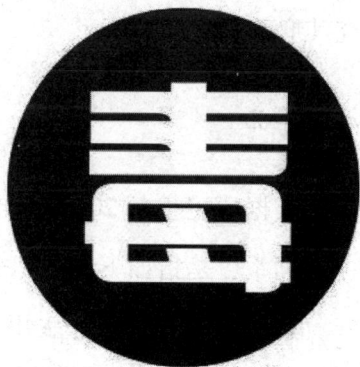

**图 11 - 12　医疗用毒性药品的标志**

---

[1]　1998 年 12 月 27 日中华人民共和国国务院令（第 23 号）《医疗用毒性药品管理办法》第 2 条。

医疗用毒性药品的种类，大致分为毒性中药品种和西药毒药品种两类，具体种类如表11-9所示。

表11-9　医疗用毒性药品的品种

| 类　别 | 品　种 |
|---|---|
| 毒性中药品种 | 砒石（红砒、白砒）、砒霜、水银、生马前子、生川乌、生草乌、生白附子、生附子、生半夏、生南星、生巴豆、斑蝥、青娘虫、红娘虫、生甘遂、生狼毒、生藤黄、生千金子、生天仙子、闹阳花、雪上一枝蒿、红升丹、白降丹、蟾酥、洋金花、红粉、轻粉、雄黄 |
| 西药毒药品种 | 去乙酰毛花苷丙、阿托品、洋地黄毒苷、氢溴酸后马托品、三氧化二砷、毛果芸香碱、升汞、水杨酸毒扁豆碱、亚砷酸钾、氢溴酸东苷菪碱、士的宁 |

《医疗用毒性药品管理办法》规定了医疗用毒性药品的生产、经营、储存和运输，生产经营医疗用毒性药品的企业由药监部门指定，对违反《医疗用毒性药品管理办法》的规定，擅自生产、收购、经营毒性药品的单位或者个人，由县以上卫生行政部门没收其全部毒性药品，并处以警告或按非法所得的五至十倍罚款。情节严重、致人伤残或死亡，构成犯罪的，由司法机关依法追究其刑事责任。

（五）药品类易制毒化学品

药品类易制毒化学品，根据原卫生部2010年出台的《药品类易制毒化学品管理办法》附件一的列举，是指如下物质：麦角酸、麦角胺、麦角新碱，以及麻黄素、伪麻黄素、消旋麻黄素、去甲麻黄素、甲基麻黄素、麻黄浸膏、麻黄浸膏粉等麻黄素类物质。该类物质之所以需要特殊管制，因其可作为制造麻醉药品和精神药品的原料，一旦流入非法途径，则将产生不法分子制造毒品的危险。

生产药品类易制毒化学品，必须依法向省级药监局取得药品类易制毒化学品生产许可证，并且药品类易制毒化学品以及含有药品类易制毒化学品的制剂不得委托生产。

而在购买方面国家对其实施购买许可制度，经营企业应当取得省级药监部门发给的有效期为 3 年的药品类易制毒化学品购用证明。而豁免办理购用证明的有如下几个情形：

（1）医疗机构凭麻醉药品、第一类精神药品购用印鉴卡购买药品类易制毒化学品单方制剂和小包装麻黄素的；

（2）麻醉药品全国性批发企业、区域性批发企业持麻醉药品调拨单购买小包装麻黄素以及单次购买麻黄素片剂 6 万片以下、注射剂 1.5 万支以下的；

（3）按规定购买药品类易制毒化学品标准品、对照品的；

（4）药品类易制毒化学品生产企业凭药品类易制毒化学品出口许可自营出口药品类易制毒化学品的。

# 第十二章　药品信息

　　药品信息包括包装、标签、说明书以及药品广告等，均属于除了医师开具的处方药之外广大消费者选择、使用药品时直接接收到的信息。

## 一、药品包装、标签与说明书

　　药品包装，包括直接与药品接触的包装（即内包装、药包材）、内包装以外的外包装，以及最小销售单元包装。药品包装应当按照规定印有或者贴有标签并附有说明书。[①] 根据《药品生产监督管理办法》第三十六条第一款规定：药品包装操作应当采取降低混淆和差错风险的措施，药品包装应当确保有效期内的药品储存运输过程中不受污染。法律法规中对各类药品包装的要求列举如表 12 - 1 所示。

---

　　① 《中华人民共和国药品管理法》第 49 条。

**表 12 – 1　各类药品包装的要求**

| 类　别 | 要　求 |
|---|---|
| 直接与药品<br>接触的包装<br>（内包装、药包材） | 1. 药包材需申请注册，取得药包材注册证、进口药包材注册证及药包材补充申请批件；<br>2. 直接接触药品的包装材料最终处理的暴露工序区域，应当参照"无菌药品"；<br>3. 与药品直接接触的包装材料或印刷包装材料，均应当有识别标志，标明所用产品的名称和批号 |
| 外包装 | 1. 接收、发放和发运区域应当能够保护物料、产品免受外界天气（如雨、雪）的影响。接收区的布局和设施应当能够确保到货物料在进入仓储区前可对外包装进行必要的清洁。<br>2. 收货人员应当拆除药品的运输防护包装，检查药品外包装是否完好，对出现破损、污染、标识不清等情况的药品，应当拒收。<br>3. 中药饮片的外包装箱上要标明生产企业、品名、注册商标、生产日期、生产批号，并印有外用、防潮、净重等警示标记。中药饮片外包装采用能够防潮、防污染，有机械强度，易储存、运输的包装箱。中药饮片的包装纸箱执行中华人民共和国国家标准 GB – 6543。<br>4. 疫苗生产企业未依照规定在纳入国家免疫规划疫苗的最小外包装上标明"免费"字样以及"免疫规划"专用标识的，由药品监督管理部门责令改正，给予警告；拒不改正的，处 5000 元以上 2 万元以下的罚款，并封存相关的疫苗。<br>5. 在运输时，麻醉药品原料药（包括阿片）的外包装必须用木箱或铁桶，并且包装内外应加铅封（或封条），如果在运输途中发生被盗丢失、损坏等现象，应立即报告当地公安机关，由公安机关负责处理 |
| 最小销售<br>单元包装 | 1. 同一企业的相同品种如有不同规格，其最小销售单元的包装、标签应明显区别或规格项应明显标注；<br>2. 每个最小销售单元的包装必须按照规定印有标签并附有说明书；<br>3. 最小销售单元必须印有符合规定的标志；对贮藏有特殊要求的药品，必须在包装、标签的醒目位置中注明 |

药品标签，是指药品包装上印有或者贴有的内容，分为内标签和外标签。药品内标签指直接接触药品的包装的标签，外标签指内标签以外的其

他包装的标签。① 两种标签的内容要求如表 12 - 2 所示。

表 12 -2　各类标签的内容要求

| 类　别 | 内容要求 |
|---|---|
| 内标签 | 应当包含药品通用名称、适应证或者功能主治、规格、用法用量、生产日期、产品批号、有效期、生产企业等内容。包装尺寸过小无法全部标明上述内容的，至少应当标注药品通用名称、规格、产品批号、有效期等内容 |
| 外标签 | 应当注明药品通用名称、成分、性状、适应证或者功能主治、规格、用法用量、不良反应、禁忌、注意事项、贮藏、生产日期、产品批号、有效期、批准文号、生产企业等内容。适应证或者功能主治、用法用量、不良反应、禁忌、注意事项不能全部注明的，应当标出主要内容并注明"详见说明书"字样 |

药品说明书，作为合理用药的重要引导，其应当注明药品的通用名称、成分、规格、上市许可持有人及其地址、生产企业及其地址、批准文号、产品批号、生产日期、有效期、适应证或者功能主治、用法、用量、禁忌、不良反应和注意事项等。新《药品管理法》对于药品标签、说明书的规定如表 12 - 3 所示。

表 12 -3　新《药品管理法》对标签和说明书的规定

| 药品标签 | 1. 标签或者说明书应当注明药品的通用名称、成分、规格、上市许可持有人及其地址、生产企业及其地址、批准文号、产品批号、生产日期、有效期、适应证或者功能主治、用法、用量、禁忌、不良反应和注意事项。标签、说明书中的文字应当清晰，生产日期、有效期等事项应当显著标注，容易辨识。 |
|---|---|
| 药品说明书 | 2. 麻醉药品、精神药品、医疗用毒性药品、放射性药品、外用药品和非处方药的标签、说明书，应当印有规定的标志 |

---

① 2006 年 3 月 15 日国家食品药品监督管理局令第 24 号《药品说明书和标签管理规定》第 16 条。

| 法律责任 | 使用未经核准的标签、说明书的。没收违法生产、销售的药品和违法所得以及包装材料、容器，责令停产停业整顿，并处五十万元以上五百万元以下的罚款；情节严重的，吊销药品批准证明文件、药品生产许可证、药品经营许可证，对法定代表人、主要负责人、直接负责的主管人员和其他责任人员处二万元以上二十万元以下的罚款，十年直至终身禁止从事药品生产经营活动 |
| --- | --- |
| | 除依法应当按照假药、劣药处罚的外，药品包装未按照规定印有、贴有标签或者附有说明书，标签、说明书未按照规定注明相关信息或者印有规定标志的，责令改正，给予警告；情节严重的，吊销药品注册证书 |

针对药品说明书更为具体的要求规定在 2006 年国家食品药品监督管理局《药品说明书和标签管理规定》中，而具体各个项目的编写要求规定在 2001 年国家药品监督管理局《药品说明书规范细则（暂行）》中。

## 二、药品广告

药品广告，在药品信息中传播最广泛，同时也是纠纷的多发地带。药品广告的发布实行审批制，应当经广告审查机关批准，否则不得发布。

国家对药品广告内容的监管较为严格，原则上规定其内容应当真实、合法，不得含有虚假的内容，并且以核准的药品说明书为准。药品广告的宣传媒介也进行了限制——处方药只准在专业性医药报刊进行广告宣传，非处方药经审批可以在大众传播媒介进行广告宣传。① 当然，也存在较多的禁止性规定，例如，药品广告虽是唯一可以含有预防、治疗、诊断人体疾病等有关内容的宣传的，但俗话说"是药三分毒"，药品广告不得含有表示功效、安全性的断言或者保证；不得利用国家机关、科研单位、学术

---

① 1999 年 6 月 11 经国家药品监督管理局《处方药与非处方药分类管理办法（试行）》第12 条。

机构、行业协会或者专家、学者、医师、药师、患者等的名义或者形象作推荐、证明。① 再如，医疗机构配制的制剂不得在市场上销售或者变相销售，不得发布医疗机构制剂广告。②

2020 年 3 月 1 日国家市场监督管理总局令第 21 号《药品、医疗器械、保健食品、特殊医学用途配方食品广告审查管理暂行办法》（以下简称"市监总局令第 21 号"）出台，意味着原国家食品药品监督管理总局发布的《药品广告审查发布标准》和《药品广告审查办法》废止。下列药品、医疗器械、保健食品和特殊医学用途配方食品不得发布广告：

（一）麻醉药品、精神药品、医疗用毒性药品、放射性药品、药品类易制毒化学品，以及戒毒治疗的药品、医疗器械；

（二）军队特需药品、军队医疗机构配制的制剂；

（三）医疗机构配制的制剂；

（四）依法停止或者禁止生产、销售或者使用的药品、医疗器械、保健食品和特殊医学用途配方食品；

（五）法律、行政法规禁止发布广告的情形。③

市监总局令第 21 号中对于涉及广告发布的各类主体——广告经营者、社会团体或者其他组织、个人、食品安全监督管理等部门、食品检验机构、食品行业协会等均进行了原则性的规定，对于药品广告内容的具体要求见表 12 - 4。

---

① 《中华人民共和国药品管理法》第 90 条。
② 2002 年 8 月 4 日中华人民共和国国务院令第 360 号《中华人民共和国药品管理法实施条例》第 24 条。
③ 2020 年 3 月 1 日国家市场监督管理总局令第 21 号《药品、医疗器械、保健食品、特殊医学用途配方食品广告审查管理暂行办法》第 21 条。

表12－4　市监总局令第21号对药品广告内容的要求

| 药品 | 1. 广告的内容应当以国务院药品监督管理部门核准的说明书为准。药品广告涉及药品名称、药品适应证或者功能主治、药理作用等内容的，不得超出说明书范围。2. 药品广告应当显著标明禁忌、不良反应，处方药广告还应当显著标明"本广告仅供医学药学专业人士阅读"，非处方药广告还应当显著标明非处方药标识（OTC）和"请按药品说明书或者在药师指导下购买和使用" | 应当：<br>1. 显著标明广告批准文号；<br>2. 显著标明的内容，其字体和颜色必须清晰可见、易于辨认，在视频广告中应当持续显示。<br>不得：<br>1. 使用或者变相使用国家机关、国家机关工作人员、军队单位或者军队人员的名义或者形象，或者利用军队装备、设施等从事广告宣传；<br>2. 使用科研单位、学术机构、行业协会或者专家、学者、医师、药师、临床营养师、患者等的名义或者形象作推荐、证明；<br>3. 违反科学规律，明示或者暗示可以治疗所有疾病、适应所有症状、适应所有人群，或者正常生活和治疗病症所必需等内容；<br>4. 引起公众对所处健康状况和所患疾病产生不必要的担忧和恐惧，或者使公众误解不使用该产品会患某种疾病或者加重病情的内容；<br>5. 含有"安全""安全无毒副作用""毒副作用小"；明示或者暗示成分为"天然"，因而安全性有保证等内容；<br>6. 含有"热销、抢购、试用""家庭必备、免费治疗、免费赠送"等诱导性内容，"评比、排序、推荐、指定、选用、获奖"等综合性评价内容，"无效退款、保险公司保险"等保证性内容，怂恿消费者任意、过量使用药品、保健食品和特殊医学用途配方食品的内容；<br>7. 含有医疗机构的名称、地址、联系方式、诊疗项目、诊疗方法以及有关义诊、医疗咨询电话、开设特约门诊等医疗服务的内容；<br>8. 法律、行政法规规定不得含有的其他内容 |
|---|---|---|

## 三、药品价格

药品价格，包括政府指导价和市场调节价，其影响着民众最基本的利益，也几乎是医患关系的"晴雨表"。不仅如此，国家为提高药品可及性，推行各类政策降低药价，例如，鼓励生产仿制药以降低药价；实行"4＋7"带量采购以"国家"为单位进行药品的集中采购，改变了医生的选用药品行为；两票制减少了药品流通的中间环节，削减了因税提价的次数，减轻终端患者的经济压力；将基本药物纳入医保报销目录降低患者经济负担；规定药占比、药品零加成来改变医院药房的盈利功能，从而改变医院行为；呼吁探索药品专利链接制度，适当地满足拥有专利权的药品研发机构与民众平价用药需求的平衡等。

早在 2015 年 5 月 4 日，国家发展改革委发布《关于公布废止药品价格文件的通知》中规定，自 2015 年 6 月 1 日起废止共计 166 个关于药品价格的文件，并于同日发布了另两个关于药品价格的通知。其一是《关于加强药品市场价格行为监管的通知》，强调在上述药品价格改革之下加强药品价格行为监管，并通知要组织开展专项检查、集中整治药品市场价格秩序，加大处罚力度等。其中提到专项检查的中药品价格违法行为包括：

（一）捏造散布涨价信息，哄抬价格，扰乱市场秩序的行为；

（二）相互串通、操纵市场价格的行为；

（三）滥用市场支配地位，以不公平的高价销售药品的行为；

（四）虚构原价、虚假标价、先提价再打折、误导性价格标示、隐瞒价格附加条件等价格欺诈行为；

（五）集中采购入围药品擅自涨价或者变相涨价的行为；

（六）实施基本药物制度的基层医疗机构和改革试点公立医院不按规定执行药品零差率政策的行为；

（七）公立医疗机构销售药品不按照规定执行药品加价率政策的行为；

（八）药品生产经营企业及医疗机构不按规定执行低价药价格管理政策，突破低价药日均费用标准的行为；

（九）政府定价药品突破最高零售价格销售的行为；

（十）不按规定执行明码标价与收费公示制度的行为。

可以看出发改委对药品价格问题尤为重视，对涉嫌"滥用市场支配地位，以不公平的高价销售药品的行为"也列为加大执法力度、严肃处理的范畴。并且在处罚上该通知提道："对于哄抬特殊患者的特殊用药价格等性质恶劣、情节严重的典型案件，要依法从严处罚并通过新闻媒体公开曝光，有效震慑违法经营者。要建立信用奖惩机制，把药品价格违法行为列入价格诚信记录，其中涉及药品生产经营企业的严重违法行为，要根据相关规定列入药品集中采购不良记录，建议有关部门依法取消相关企业产品入围资格，两年内不接受该企业任何产品集中采购申请。"

其二是会同原国家卫计委等七部门发布《关于印发推进药品价格改革意见的通知》，规定了："自 2015 年 6 月 1 日起，除麻醉药品和第一类精神药品外，取消原政府制定的药品价格。麻醉、第一类精神药品仍暂时由国家发展改革委实行最高出厂价和最高零售价管理。"即取消绝大部分药品政府定价，麻醉药品和第一类精神药品实行政府指导价，其他药品实行市场调节价。

从药品价格的法律规定来看，遵循《药品管理法》第八章以及《药品管理法实施条例》中，在药品相关法律法规之外，适用《价格法》《反垄断法》《反不正当竞争法》《广告法》等的规定。① 应当遵守药品价格法律规定的主体包括药品上市许可持有人、药品生产企业、药品经营企业和医疗机构。《药品管理法》对于该类主体在药品价格方面的规定如表 12 - 5 所示。

---

① 《中华人民共和国药品管理法》第 91 条。

表 12 –5 《药品管理法》对药品价格各主体的规定

| 主 体 | 规 定 |
|---|---|
| 药品上市许可持有人、药品生产企业、药品经营企业和医疗机构 | 价格制定原则是：公平、合理和诚实信用、质价相符 |
| | 遵守国务院药品价格主管部门关于药品价格管理的规定，制定和标明药品零售价格，禁止暴利、价格垄断和价格欺诈等行为 |
| | 应当依法向药品价格主管部门提供其药品的实际购销价格和购销数量等资料 |
| | 禁止在药品购销中给予、收受回扣或者其他不正当利益 |
| 药品上市许可持有人、药品生产企业、药品经营企业或者代理人 | 禁止以任何名义给予使用其药品的医疗机构的负责人、药品采购人员、医师、药师等有关人员财物或者其他不正当利益 |
| 医疗机构的负责人、药品采购人员、医师、药师等有关人员 | 禁止以任何名义收受药品上市许可持有人、药品生产企业、药品经营企业或者代理人给予的财物或者其他不正当利益 |

## 四、药品专利

药品研发企业经研发药物、申请专利后拥有了新药的专利权，药品专利按照《中华人民共和国专利法》规定，包括发明专利、实用新型专利、外观设计专利等。[①] 药品专利是药品研发企业的"核心资产"，一些药品研发企业耗费数年甚至几十年时间、投资千万甚至上亿元，并承担较大的失败风险才得以研制出一款造福于民的专利药，因此药品专利需要得到保护。

然而不同的国家根据自身国情，对药品专利保护的态度有所不同：美

---

① 《中华人民共和国专利法》第 2 条。

国在药品专利保护方面实行"药品专利链接制度",欧盟对药品专利实施强保护,而印度则是典型的药品专利弱保护的仿制药大国。这是由于国家对这两个方面权衡下的考虑:一方面,药品专利强保护必将导致药价的抬高,不利于让更多民众获得质量高的药品,也让研发生产仿制药的企业面对专利药品望而生畏,最终只能选择仿制无专利侵权风险的低水平药,长期来看不利于药品行业的高水平发展;另一方面,药品专利弱保护不能保障专利药药企的利益,将导致药企研发积极性不高,同样不利于药品行业的高水平发展。

我国对于药品专利保护从法律规定来看,经历了一系列变革(表12 - 6)。

表12 -6 《中华人民共和国专利法》针对药品专利规定的变革

| 法　律 | 药品专利规定 |
| --- | --- |
| 1984 年《中华人民共和国专利法》 | 【主旨:药品不受专利权保护】<br>第二十五条 对下列各项,不授予专利权:<br>一、科学发现;<br>二、智力活动的规则和方法;<br>三、疾病的诊断和治疗方法;<br>四、食品、饮料和调味品;<br>五、药品和用化学方法获得的物质;<br>六、动物和植物品种;<br>七、用原子核变换方法获得的物质 |
| 1992 年《中华人民共和国专利法》 | 【主旨:删除了药品不授予专利的规定】<br>第二十五条　对下列各项,不授予专利权:<br>一、科学发现;<br>二、智力活动的规则和方法;<br>三、疾病的诊断和治疗方法;<br>四、动物和植物品种;<br>五、用原子核变换方法获得的物质。<br>对上款第四项所列产品的生产方法,可以依照本法规定授予专利权 |

| 法　律 | 药品专利规定 |
| --- | --- |
| 2008 年《中华人民共和国专利法》 | 【主旨：增加药品专利强制许可、增加 Bolar 例外】<br>第五十条 为了公共健康目的，对取得专利权的药品，国务院专利行政部门可以给予制造并将其出口到符合中华人民共和国参加的有关国际条约规定的国家或者地区的强制许可。<br>第六十九条 有下列情形之一的，不视为侵犯专利权：<br>（一）专利产品或者依照专利方法直接获得的产品，由专利权人或者经其许可的单位、个人售出后，使用、许诺销售、销售、进口该产品的；<br>（二）在专利申请日前已经制造相同产品、使用相同方法或者已经作好制造、使用的必要准备，并且仅在原有范围内继续制造、使用的；<br>（三）临时通过中国领陆、领水、领空的外国运输工具，依照其所属国同中国签订的协议或者共同参加的国际条约，或者依照互惠原则，为运输工具自身需要而在其装置和设备中使用有关专利的；<br>（四）专为科学研究和实验而使用有关专利的；<br>（五）为提供行政审批所需要的信息，制造、使用、进口专利药品或者专利医疗器械的，以及专门为其制造、进口专利药品或者专利医疗器械的 |

从上表可以看出，原本在 1984 年最早的《专利法》中，规定药品是排除在专利保护之外的，而 1992 年修订的《专利法》中删除了药品不能授予专利权的规定，也是由于 1992 年 1 月 17 日中美签署了《中美政府关于保护知识产权的谅解备忘录》，其中规定了："第一条，一、中国政府将按照中华人民共和国专利法提供下述水平的保护：（一）专利的客体，专利应授予所有化学发明，包括药品和农业化学物质，而不论其是产品还是方法。"从此，药品专利受法律保护，在其后 2008 年版《专利法》中增加了药品专利强制许可和 Bolar 例外的规定。

但即便在《专利法》中赋予了药品专利的保护，对药品专利的保护仍需要药品上市审批进行有效的配合。我国现阶段的专利保护最高监管机构为国家知识产权局，而药品上市审批的监管机构为国家药品监督管理局，这便会产生上市后的药品侵犯专利的例子。不同于美国的药品专利链接制度，药品专利链接制度通过仿制药上市前申请人针对橘皮书中列举的专利对覆盖该仿制药的专利分别作出四类不同的声明，如：

第Ⅰ段声明：橘皮书中没有想过药物专利登记信息；

第Ⅱ段声明：相关药物订单专利已经过期；

第Ⅲ段声明：相关药物的专利将在某一时间过期；

第Ⅳ段声明：相关药物的专利是无效的，从而引发专利挑战程序，挑战成功的申请人会拥有 180 天的市场独占期。①

由此，该药品专利链接制度将药品上市审批与药品专利进行了接合，从而将专利侵权的风险放在了药品上市之前来解决。

看过如上专利法律，再从上市审批法律规定来看，上市审批与专利的首次"链接"体现在 2007 年版的《药品注册管理办法》第十八条："申请人应当对其申请注册的药物或者使用的处方、工艺、用途等，提供申请人或者他人在中国的专利及其权属状态的说明；他人在中国存在专利的，申请人应当提交对他人的专利不构成侵权的声明。对申请人提交的说明或者声明，药品监督管理部门应当在行政机关网站予以公示。药品注册过程中发生专利权纠纷的，按照有关专利的法律法规解决。"之后《药品注册管理办法》于 2020 年修订之后删除了专利的规定。

目前，我国已在政策层面推进药品专利制度的探索。2017 年 10 月 8 日，中共中央办公厅、国务院办公厅出台的《关于深化审批审批制度改革鼓励药品医疗器械创新的意见》，其中关于药品专利的有"专利强制许可药品优先审评审批制度"和"药品专利链接制度"，原文如下。

（十四）建立专利强制许可药品优先审评审批制度。在公共健康受到重大威胁情况下，对取得实施强制许可的药品注册申请，予以优先审评

---

① 程永顺、吴莉娟《探索药品专利链接制度》，第 25 页。

审批。

（十六）探索建立药品专利链接制度。为保护专利权人合法权益，降低仿制药专利侵权风险，鼓励仿制药发展，探索建立药品审评审批与药品专利链接制度。药品注册申请人提交注册申请时，应说明涉及的相关专利及其权属状态，并在规定期限内告知相关药品专利权人。专利权存在纠纷的，当事人可以向法院起诉，期间不停止药品技术审评。对通过技术审评的药品，食品药品监管部门根据法院生效判决、裁定或调解书作出是否批准上市的决定；超过一定期限未取得生效判决、裁定或调解书的，食品药品监管部门可批准上市。

综上，我国的药品专利制度是较少且相关配套制度不够完善的，虽有美国药品专利链接制度在先指引，但立足我国基本国情，更当通过政策逐步调整建立适合我国的"药品专利链接制度"，从而更好地平衡我国药品市场与民众的切身利益。

# 第十三章　海南自由贸易港背景下
# 药品安全监管体系的建立

药品是人类生存发展的基石，《"健康中国 2030"规划纲要》中强调要全面加强药品监管，形成全品种、全过程的监管链条。自 1998 年国家药品监督管理局成立，我国开始建立现代化的药品监管体系。直至 2019 年 12 月 1 日，"服役"18 年后的《药品管理法》大修并正式实施。新法主导下，诸多新制度产生，也意味着相关法律及下位法对新制度的落实。新修订的《药品注册管理办法》《药品生产监督管理办法》自 2020 年 7 月 1 日起施行。

同样，我们总结上海市药品安全监管中的亮点，谈谈对海南的启示。从上海市药品安全监管来看，为进一步落实《国务院办公厅关于促进医药产业健康发展的指导意见》（国办发〔2016〕11 号），2018 年 11 月 3 日上海市人民政府办公厅制定了《促进上海市生物医药产业高质量发展行动方案（2018—2020 年）》。其中说明，生物医药产业是上海市战略性新兴产业的重要支柱，经过多年发展，上海市生物医药产业创新要素集聚、企业链条齐备、综合配套优势明显，有潜力、有能力成为提升上海城市产业能级和核心竞争力的重要力量。并制定总体目标："到 2020 年，产业规模达到 4000 亿元。申报上市药品 50 个以上；申报上市三类医疗器械产品 100

个以上。创新能力保持全国领先地位，基本建成亚太地区生物医药产业高端产品研发中心、制造中心、研发外包与服务中心和具有全球资源配置能力的现代药品和高端医疗器械流通体系。到 2025 年，基本建成具有国际影响力的生物医药创新策源地和生物医药产业集群。"2019 年 11 月 13 日，上海市药品监督管理局关于印发《关于"堵塞监管漏洞、提升监管水平"专项整改的实施方案》的通知中强调："要推动药监系统全面从严治党向纵深发展，理顺药品监管体制，健全完善及时发现问题的防范机制，实行最严格的责任追究制度。"

## 一、上海市药品安全监管的启示

### （一）药品上市许可持有人制度的成功试点经验

药品上市许可持有人（以下简称"MAH"）制度主要涉及创新药与高端首仿药。2019 年 12 月 1 日实施的新版《中华人民共和国药品管理法》中增加了第三章"药品上市许可持有人"制度，从此药品研制机构也成为药品上市许可及药品批准文号合法的持证人，实现了持证人与生产者的分离，持证人因此可以委托其他生产企业生产批准上市的药品。此前，第十二届全国人民代表大会常务委员会第十七次会议决定授权国务院在包括上海在内的十个省、直辖市开展 MAH 制度试点。自 2016 年 6 月 6 日国务院办公厅发布《国务院办公厅关于印发药品上市许可持有人制度试点方案的通知》（国办发〔2016〕41 号）以来，从各试点公开的文件、指南、解读来看，上海最具有代表性——配套文件最全面、解读最细致、信息最公开，同时也是最早公布已申请参加 MAH 制度改革试点品种名单的试点省市。

回顾上海市 MAH 制度的试点工作，原上海市食品药品监督管理局率先于 2016 年 6 月 15 日发布《药品上市许可持有人制度——我国药品注册制度改革的突破口》，继而市政府 2016 年 8 月 3 日出台上海市人民政府办公厅关于转发市食品药品监督局制订的《上海市开展药品上市许可持有人制度试点工作实施方案》的通知（沪府办〔2016〕64 号），高屋建瓴地提出从 MAH 配套制度设计到试点，开展相应的风险评估，加强试点品种上市许可和事中事后监管衔接，积极借鉴国际药品上市许可通行规则，为该制度提供可复制、可推广的试点经验。当日，上海市食品药品监督管理局出台了相应的《药品上市许可持有人申请办事指南》和《上海市开展药品上市许可持有人制度试点工作实施方案》政策解读。为落实政策的可操作性，上海市浦东新区生物产业行业协会和上海质量协会医药分会于 2016 年 8 月 8 日发布了《药品上市许可持有人与受托生产企业质量协议撰写指南》。

上海市 MAH 试点的成功，与其政府及各相关部门高效的办事风格、优秀的风控能力、丰富的药品安全把控经验及完善的配套制度分不开——2016 年 10 月 25 日，上海市食品药品监管局率先公布了首批《关于上海市已申请参加药品上市许可持有人制度改革试点品种名单的公告》，成为 MAH 试点以来标志性的大事件。

（二）大力出台惠企政策推动创新型医药研发

我们知道，新药从成功研发到上市需要经历三个阶段：临床前研究阶段，新药的 Ⅰ、Ⅱ、Ⅲ 期临床试验阶段和新药 Ⅳ 期临床试验上市后研究阶段，其研发高投入、高成本、高风险、高收益、长周期的特点决定了研发企业仅在研发端就需要投入大量的资金来保障人力物力。幸运的是，作为世界金融中心之一的上海，有着发展生物医药产业投融资体系的优质资源。此外，政府对药品研发企业出台一系列优惠政策，必将直接从药品产业上游保障药品质量，从而降低药品安全风险。

根据 2018 年 11 月 3 日上海市人民政府办公厅印发的《促进上海市生物医药产业高质量发展行动方案（2018—2020 年）》（以下简称"《方案》"），其中提道："重点规划建设一批定位清晰、配套完备、特色鲜明、绿色生态的高端制造园区，在市域范围内构建完整的产业链生态，全力打响'上海制造'品牌。"

1. 重点推动"张江药谷"拓展扩容

《方案》提道："加快建设张江药物实验室，推动其成为具有全球影响力的原创新药研发平台。"同时提出坚持创新研发和高端制造并重，重点推动"张江药谷"就地拓展、提质扩容："通过提高土地使用效率、既有建筑合理化利用等举措，进一步提升张江地区发展能级，推动创新药物和医疗器械重大创新成果在张江就地产业化。"

2. 奖励本市新药研发上市

《方案》明确指出："对本市单位 2018 年以来取得新药证书并在本市实现生产或销售的新药（不同剂型合并计算），按照新药类别给予前期研发投入最高 10% 且不超过 1000 万元的资金支持；对本市单位 2018 年以来取得三类医疗器械证书并在本市实现生产或销售的医疗器械（不同型号合并计算），给予前期研发投入最高 10% 且不超过 500 万元的资金支持。"

3. 加快新药的推广和应用

《方案》指出："完善支持本市创新产品优先纳入医保的政策措施，简化创新药品和高端医疗器械进入医院的招投标流程。完善相关政策，及时将通过仿制药一致性评价的品种纳入带量采购遴选范围，并鼓励使用。鼓励本地企业加快开展仿制药质量和疗效一致性评价工作，保障药品安全性和有效性。"

### 4. 净化药品采购市场

在"两票制""药品零加成"等国家关于药品流通相关政策的推动下，为了解决药品招标采购环节存在的"二次议价""只招不采"等问题，上海市卫健委 2019 年 02 月 26 日下发《关于进一步加强药品、医疗器械采购使用管理有关工作的通知》（以下简称"《通知》"），《通知》以"严"为最大亮点，有责必问，问责必严——第一次明令禁止"二次议价"，严禁医疗机构要求企业返点、返利行为，"严格对药品及采购发票进行审核，防止标外采购、违价采购或从非正规渠道采购药品。此外，对通过带量采购、谈判、定点生产等方式形成的采购价格，医院不得另行组织议价。禁止药品生产企业、经营企业和医疗机构在药品购销中账外暗中给予、收受回扣或者其他利益。禁止药品的生产企业、经营企业或者其代理人以任何名义给予使用其药品的医疗机构的负责人、药品采购人员、医师等有关人员以财物或者其他利益。同时，严禁医疗机构以药品、医疗器械使用金额一定比例返点、返利等名义收受药品、医疗器械的生产企业、经营企业或者其代理人给予的利益。"从药品采购源头上从严治理，多管齐下，长期狠抓以期成效。

### 5. 规范药品零售终端及"互联网＋"的新模式

关于药品的零售，2018 年 11 月 26 日，原上海市食品药品监督管理局出台适用于零售连锁企业和药品零售企业、有效期五年的《上海市药品零售企业许可验收实施细则》，从人员培训、设施设备、陈列储存、管理制度及乙类非处方药零售企业与自动售药机等方面作出规定。

"互联网＋药品"方面，早在 2016 年，上海市食品药品监督管理局发布《上海市浦东新区内互联网药品信息服务审批告知承诺办法》，在浦东新区范围内试点探索，为全市范围内施行互联网药品信息服务审批告知承诺制和强化事中事后监管积累可复制、可推广的经验。

"互联网＋医疗"方面，从2018年4月《国务院办公厅关于促进"互联网＋医疗健康"发展的意见》正式印发，提出允许依托医疗机构发展互联网医院，到同年9月，国家卫生健康委发布《互联网诊疗管理办法（试行）》《互联网医院管理办法（试行）》等文件，国家对开展互联网诊疗、互联网医院提出了明确要求。2019年8月12日，上海市卫健委发布《上海市互联网医院管理办法》（以下简称"《互联网办法》"），并于2019年9月1日起施行。《互联网办法》明确将"互联网医院"定义为"包括作为实体医疗机构第二名称的互联网医院，以及依托实体医疗机构独立设置的互联网医院"。规定互联网医院开展的诊疗服务应符合实体医疗机构或依托实体医疗机构的功能定位，并在医疗机构执业许可证登记的执业范围内，主要包括：常见病和慢性病患者随访和复诊、家庭医生签约服务。同时，文件还明确了准入标准、监督管理等，明确卫生健康行政部门通过管理平台对互联网医院实施监管，重点监管互联网医院的人员、处方、诊疗行为、患者隐私保护和信息安全等内容。对于互联网医院发生的医疗纠纷，《互联网办法》明确规定，应按照《医疗纠纷预防和处理条例》《上海市医患纠纷预防与调解办法》等规定处理。而实体医疗机构或与实体医疗机构共同申请互联网医院的第三方，应为医师购买医疗责任保险。

## 二、上海市药品安全监管对海南的借鉴

### （一）完善地方药品安全法规体系的建设

完善地方药品安全法规体系的建设，要先从适用于地方的药品管理制度的建设入手。在制度层面，例如，建立适用于地方的药品上市许可持有人制度、药品追溯制度、适用于当地的药品企业日常监督检查、专项监督

检查和飞行检查制度，并将其在地方性法规层面加以落实。完善适用于地方的药品经营，尤其是互联网药品经营相关的规定以及普通药品及特殊药品的临床应用管理规范，在监督环节完善针对生产销售假药、劣药的监管信息公开公示制度。

### （二）加大对创新药研发企业的资金支持力度

加大针对药品研发等医药产业上游企业的资金支持、减费降税政策，打造适应于海南医药企业的鼓励条件和标准。同时，在海南建设自由贸易港的进程中，建议强化资本市场的发展，从而带动更多地方医药实业与资本相联系的机会。在销售端探索与自由贸易港建设下的市场准入制度、金融制度、税收制度的特色相适应的药品进出口政策、法规。

### （三）运用互联网辅助药品安全管理

强化落实互联网实现药品全流程监管，落实国家的药品追溯制度，探索适应海南的"互联网＋药品经营""互联网＋医疗"的互联网新型经营模式、探索多元化的药品安全投诉举报的渠道。在过程中迪过互联网加强对药品安全、安全用药知识的宣导，从而加强大众的药品安全意识，减少药品带来的人身伤害。

海南岛作为我国的第一大宝岛，是我国对外开放的"南大门"，海南不论与祖国大陆的商业往来还是对外贸易均较为频繁，加之自然环境优越，养生文化盛行，物质生活的逐步提高也不断加深民众内心"治未病"的理念。在药品方面，相信在OTC、抗癌药、进口药品上未来将加大贸易量。同时，通过建设地方安全用药宣传的网络平台，也是向全国乃至全世界亮出海南的"名片"，建立海南与岛外沟通的桥梁，让更广泛的群体认识海南，对于打造全健康的海南大有裨益。

# 后　记

时光飞逝，作为一名青年法律人，我曾就读于海南医学院，后在上海财经大学法学院获得法律硕士，开启了我后来的"律政梦"。此次十分荣幸能在毕业多年后与我的法学启蒙恩师——海南医学院管理学院副院长马金辉老师及杨俊校长一同撰写本书。

在上海多年的职业生涯里，我虽从事法律工作，但医药"初心"未曾改过。我在工作中感受到我国食品、医药、医疗等领域发展飞速，同时，该领域对法律人的要求也越来越高：需要理清该领域纷繁复杂的法律法规，需要深入理解该领域专业壁垒高的业务，需要有扎实的法律实务技能。海南自贸港建设挑战与机遇并存，拥有扎实的法学基础、辨析能力强的法律人服务于自贸港全健康领域，是十分必要和迫在眉睫的。

建立健全"全健康"理念下食品药品安全监管体系，需要医药人与法律人更紧密的配合。感谢对本书的编写贡献了宝贵时间的马金辉老师；感谢刘伟、李超、张茜、陈艳丽、崔连宁、董佳莉、韩环环等七位青年才俊，他们均是毕业于国内知名医学院、法学院的医药人、法律人；最后，感谢在医药领域的资深学者、海南医学院杨俊校长对本书的审定。

白文慧

2021 年 3 月